主訴から攻める
初期対応
院内急変版
エマージェンシー臨床推論

望月礼子 編著
鹿児島大学 救急・集中治療医学分野
非常勤講師

才田隆一 著
鹿児島大学病院 看護部 ICU
副看護師長・特定看護師

「なんだか変」を見抜く!
急変対応力が上がる!
トレーニングブック

MC メディカ出版

序文
さあ、救急脳を一緒につくりましょう！

　この本を手にしたあなたは、患者さんの評価を行う立場の方でしょう。本書では看護師版の臨床推論を、院内急変という設定に特化して記しました。

　随分前になります。非常勤先の二次病院で、救急外来の看護師さんを対象に看護師版の臨床推論の勉強会をしましょうと声をかけたら、ベテランの方から「私たちは、ドクターの言うとおりに動くんですから、そんな勉強はいらないんですよ〜」と言われたことがありました。そのときはかなりびっくりしたのですが、今振り返ると、勉強会はハードルが高く感じてしまったのかなと思います。

　看護師の皆さんは、患者さんの一番近くでケアをしながら会話し、日々の訴えを聞き、観察し、安心感も与えつつ、問題を認めれば医師に報告するという、病棟のチーム医療の要を担っています。看護業務は実際には判断の連続です。例えば夜勤中に明らかな異常を見つけたときは、迷わず報告するでしょう。でも、「明らかな異常ではないけれど、なんだか変、気になる。だけどドクターコールには早いかな。明日主治医に伝えよう」と判断して様子を見ることも、よくありますよね。救急隊は、搬送先を適切に選定し、傷病者を医師につなぐという立場で命を預かっています。看護師は、患者の変化を医師につなぐかどうかを判断する唯一の職種です。患者さんの命はその判断が担っていることをベテラン看護師の方ほど感じていることでしょう。

　本書を共同執筆した特定看護師の才田さんは、鹿児島大学病院で一緒に働いているときに臨床推論の勉強会を見学させてもらい、相手から意見を引き出す巧みさに感激しました。本書では主に1章（RRS、SBAR）、2章・3章では対話文などを担当してもらいました。勉強会の臨場感を味わいながら、皆さんも自分の意見を言語化しつつ、読み進めてみてください。

　本書は手軽に、楽しく学び、日々の患者評価にレッドフラッグを活用してもらうためにつくりました。指導者がいないクリニックや病棟でも、この本で救急脳が鍛えられる仕組

みになっています。また教育担当の方には、教育資料としてご活用いただけたらと思います。

　徳田安春先生には 2018 年にレッドフラッグの上位の概念である、ユニバーサル レッドフラッグの概念をご紹介いただき、大変感銘を受けました。その日から、毎日レッドフラッグの重みを考えるようになり、本書につながりましたことを感謝申し上げます。

　最後に、本書作成を応援してくれた家族と、ドクターコール音声にご協力いただいた鹿児島大学病院の看護師・市川善実さん、岩川奈央さんに感謝申し上げます。

2023 年 8 月　屋久島にて

望月礼子

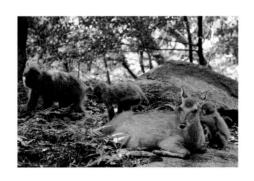

序文

　ある程度の経験年数がある看護師であれば、急変に出会ったことがあると思います。そしてそれ以上に「急変の前兆」に遭遇しているはずです。しかし日々の中に隠されている前兆を、多重課題を求められる医療の現場の中で気づき対応しなければならないなんて、看護師って大変な仕事だなとつくづく感じます。

　そんな看護師の「なんだか変」という感覚の鋭さ、皆さんも体験したことはないでしょうか？　新人のときは先輩の「あの人、急変するかもしれないからしっかり看てね」の的中率が、一種の超能力のように思えたものです。経験を重ね、徐々に「なんだか変」に気づくことができるようになり感じたのは、それを他者に伝える難しさでした。先輩看護師に報告しようにも要領を得ない、主治医に報告するにも経過観察と指示されてしまう。「なんだか変」を言語化できないもどかしさ、そしてあのときうまく対応できていればという悔しさは、今でも記憶に新しいです。

　看護師特定行為研修の共通科目の中に、本書のテーマである臨床推論があります。診断学を深く学んだことがない私にとって、鑑別診断を挙げ、そこに向かって自ら情報を探しにいくという過程はとても興味深いものでした。当時救急部に勤務していた私は、外来対応をしながら日々臨床推論を身近に実践する機会がありました。そこで出会ったのが今回、共に筆を執らせていただいている望月先生です。先生の著書である『エマージェンシー臨床推論』には、急変時に輝いている先輩看護師や救急医の頭の中を覗き込んでしまったような、そんな明瞭さがありました。急変時の医師の思考過程を知ると、「何を観察したらいいんだろう？」「何からしたらいいのかな？」という疑問や不安が、「あれも確認しないと」「次はこれの準備をしておこう」に変わり、自分のやるべきことが見えてきます。指示待ちではなく、何か一つでも自発的に急変対応に関わることができれば、何をしたらいいかわからない急変が少しだけ怖くなくなります（しないといけないことが頭にたくさん溢れてくるので、忙しいことには変わりありませんが…）。

　看護師に少しでも臨床推論を身近に感じてもらえるように、現場で活用していただけるように、日常の場面をイメージしやすいように工夫しました。皆さんが、あのとき何が起こっていたかを振り返るときに、そして「急変の前兆」に気づき急変により状態が悪化する患者さんを一人でも救うことに、この本を役立てていただければ幸いです。

　2023 年 8 月

才田隆一

目次

主訴から攻める
初期対応
院内急変版
エマージェンシー臨床推論

第1章 院内急変への心得

第2章 主訴別に考える院内急変

Contents

第3章　院内急変版 エマージェンシー臨床推論ケーススタディ

📱マーク：ドクターコール音声付き　　🏴マーク：レッドフラッグ特訓スライド動画付き

本書の使い方
院内急変版 救急脳のつくり方

本書で重要な用語の解説

まずは青字の項目を読んでください。断りがないものは医学用語です。意味がわからないときはその下の解説を読んでください。目標も記しました。

救急脳（望月命名）：急変対応で必要な能力

起こりうる最悪の事態を常に想定し、瞬時に緊急度・重症度を評価する能力が救急脳です。最悪の事態を想定することは、救命に直結します。

【実践ポイント】

　・救急脳を鍛え、患者急変を迅速に拾い上げる！

　・上級者向き：患者背景から急変を予期し、継続的な観察・評価計画を立てる！

臨床推論：診断に至る考え方

診断に至るまでの思考過程を臨床推論といいます。看護職は診断を求められる職種ではありませんが、「目の前の患者を観察・評価し、初期対応やドクターコールの必要性を判断すること」は患者を看る業務の一つです。

【実践ポイント】

　院内急変対応での5つのステップ

　①患者の訴えから主訴を把握する。

　②主訴の鑑別疾患リストを考える（二次元鑑別リストの右上を見る）。

　③観察項目（レッドフラッグ🏴）を評価する（二次元鑑別リストの左上を見る）。

　④適切なドクターコールを行う。

　⑤毎回、二次元鑑別リストを用いて振り返りをする。

主訴：患者の訴えのうち主なもの

患者の訴えを医学用語に置き換えるのが第一歩です。「息がしんどい、胸がつまる」と訴えたとき、主訴を〈呼吸困難〉とするか〈胸痛〉とするかで、その後の対応が変わってきます。判断が難しい場合は、早期に絞り込まず両方の主訴から考えます。悩んだらドクターコールで患者の言葉をありのまま伝えてください。

【実践ポイント】

訴えが複数あるときは、「一番つらいことは何ですか？」や「急に悪くなったのはどんなことですか？」などの問いかけで瞬時に絞り込みにつなげる。

レッドフラッグ：見逃してはいけない疾患を示唆する症状や所見 （急変時の観察項目）

この書籍では、主訴ごとに**レッドフラッグ**🏴リストを提示し、急変時にまず確認すべき**レッドフラッグ**🏴が何なのか、その理由も解説していきます。**レッドフラッグ**🏴を知れば知るほど、患者の状態が見えるようになるはずです。

二次元鑑別シート（望月命名）：鑑別疾患とレッドフラッグを記載するシート

いつでもどこでも脳の中だけでも、2本線を引くだけでつくれます。「主訴ごとに頭の中に鑑別疾患のリスト（引き出し、脳内地図とも言える）」をつくるため、考案したシート。

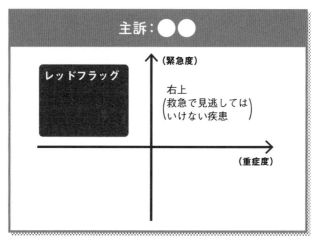

救急で大切な 2 つの軸（重症度・緊急度）で分割した 4 つの枠から成ります。「右上」にくる疾患は重症度・緊急度ともに高い疾患、すなわち救急で見逃してはいけない疾患として視覚化できます。**中央の目安は、横軸の重症度は「入院が必要」、縦軸の緊急度は「ただちに治療介入が必要」**です。なお、各枠内での上下左右は同じ疾患でも病状により異なるため、位置関係は問いません。疾患群の整理を優先しました。また左上は鑑別疾患が少ないため、そこに**レッドフラッグ**🏳を記載する欄を設けました。

二次元鑑別リスト（望月命名）：鑑別疾患とレッドフラッグを整理してまとめたもの

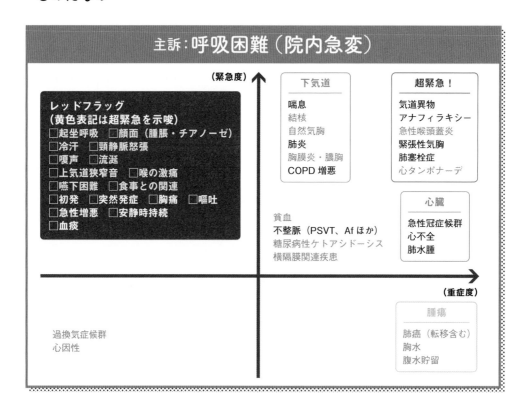

二次元鑑別リストは、救急医の救急脳を可視化したものです。主訴別に鑑別疾患と**レッドフラッグ🏴**をリスト化しました。あらかじめ、このように脳内に主訴ごとの引き出し（脳内地図）を持っていれば、**レッドフラッグ🏴**の聴取により瞬時に診断にたどり着くことができるはずです。

本書では二次元鑑別リストとして、救急医の頭の中（成人の内因性疾患として救急搬送された患者に対応するときの思考）を提示し、次にそれをもとに作成した院内急変版の二次元鑑別リストを提示しています。**院内急変版の二次元鑑別リストでは、目安として半日以内の変化（時間・分・秒単位）で発症する疾患に絞り込みました**。リスト中、黒字表記の疾患がそれに該当します。ゆっくり進行する疾患や、入院中に合併する可能性が低い疾患は二軍扱いとして、灰色表記としています。灰色表記の疾患も決して見逃してよい疾患ではありませんが、黒字表記の疾患は、院内急変で絶対に見逃してはならない致死的な疾患だという位置づけです。

急変時は、1分1秒が勝負の分かれ道となることもあるため、想起すべき疾患をあえて絞ることで、判断のスピードを早めることを目指しました。一軍で該当する疾患がないとき、二軍の疾患も考えるという流れです。

看護師の皆さんは、この表を覚える必要はありません。携帯すれば、悩んだときに皆さんの味方になると思います。また、**レッドフラッグ🏴**を脳内に刻むために、2章では各主訴の**レッドフラッグ🏴特訓スライド動画**を提示していますのでご覧ください。

院内急変ということは、患者は何かしらの診断で入院中ということです。しかし高齢者やリスクのある患者では、原疾患の悪化以外に、予期せぬ急変の可能性もあります。急変は、予告なしに、静かにやってきます。病棟で救うべき院内急変を、**明らかな異常をきたすほど悪化する前に、いち早く感知し、ドクターコールにつなげる判断ができるように**、本書でレッドフラッグ🏴を徹底的に特訓してみましょう！

効果的な学習方法

ステップ1：アウトプット（思考の可視化）

まず、学びたい主訴を選び、5分間で二次元鑑別シートに院内急変で想定される鑑別疾患を記入してみましょう。はじめは鑑別が挙がらず落ち込むかもしれませんが、主に**レッドフラッグ**🚩を想起できることを目指しましょう！ どんなバイタルサインや**レッドフラッグ**🚩があれば、ドクターコールすべきかも考えましょう。

ステップ2：誰かと見せ合う（気づきを得る）

2人以上いれば、ステップ1の結果を見せ合いましょう。人の思考を知ることは刺激になります。可能なら、主訴に対してどのような病態生理を考え、鑑別や**レッドフラッグ**🚩を挙げたのかを言語化してみましょう。言語化しようとする努力で、思考がさらに深まります。

ステップ3：症例を疑似体験する

本書ではドクターコールの音声（再現）も第2章・第3章で提示しています。ステップ1で記入した自分の二次元鑑別リストを見ながら、鑑別疾患や追加で確認したい**レッドフラッグ**🚩を書き込みましょう。耳で聞き考えるという、臨床に即した訓練ができます。

ステップ4：スパイラルシークエンス

時間を空けて、ステップ1から3を繰り返します。繰り返すほどに、鑑別疾患と**レッドフラッグ**🚩への理解が深まり、救急脳がつくられていくはずです。

では、一緒に院内急変に備えて救急脳をつくりましょう！

ユニバーサル レッドフラッグ とは

ユニバーサル レッドフラッグは最強フラッグ！

　レッドフラッグは、見逃してはいけない疾患（緊急度・重症度が高い疾患＝右上の疾患）を示唆する症状や所見ですが、その中でさらに上位の概念として**ユニバーサル レッドフラッグ**があります（徳田安春先生提唱）。これは、どの主訴でも普遍的な**レッドフラッグ**で、1つだけでも危険な疾患を示す**レッドフラッグ**です。

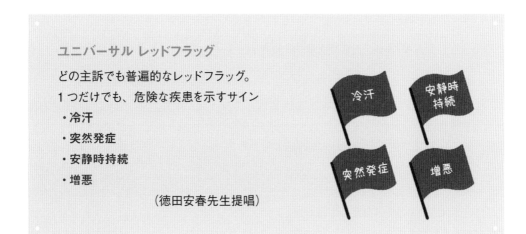

ユニバーサル レッドフラッグ

どの主訴でも普遍的なレッドフラッグ。
1つだけでも、危険な疾患を示すサイン
・冷汗
・突然発症
・安静時持続
・増悪

（徳田安春先生提唱）

冷汗　安静時持続　突然発症　増悪

　ユニバーサル レッドフラッグは右上の疾患を迅速に拾い上げるために使う最強の**レッドフラッグ**です。もちろん感度は100％ではありませんが、患者の評価の際に病態を瞬時に捉えることに役立ちます。また上記4つを合わせても分単位で聴取することができるため、イメージとしてはバイタルサインをとる間に評価することができます。

　臨床につきものですが、非典型例では**ユニバーサル レッドフラッグ**がなくても右上の疾患ということもあるため、安易な除外には使えないことも大切なポイントです。

　以下に**ユニバーサル レッドフラッグ**を1つずつ解説していきます。イメージを脳に刻んでください。

冷汗（ひやあせ）

冷汗は本当に冷たい汗なのか？　どう思いますか？

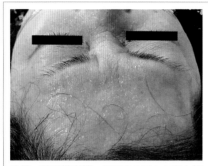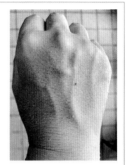

冷汗。苦悶様表情、眉間のシワも大事な情報　　発汗。皮膚は紅潮

図1　冷汗と発汗の違い[1]

左は急性心筋梗塞の症例に認めた冷汗。顔面の大量冷汗以外にも、眉間のシワからも苦痛があることを感知することができる。右は屋外作業後の発汗の写真（著者）。毛細血管が拡張し皮膚が紅潮、汗は温かい。

冷汗のメカニズム

（痛みやショックなど）交感神経の亢進

→汗腺刺激で発汗

→皮膚毛細血管収縮・皮膚は冷たく蒼白

→汗は体表で冷やされ冷たい汗となる。

＊汗が見えなくても、蒼白で触ってひんやり・しっとりしていたら、それは冷汗の徴候！

> 冷汗を見たら、冷汗をかけ！

　というわけで、冷汗は本当に冷たいです。ぜひ観察では冷汗を見逃さないよう心がけましょう。また、声をかけながら上腕など触れて、冷たくしっとりしていたら、それも冷汗の徴候として「冷汗がありそうです！」と宣言しましょう。

突然発症

突然発症のメカニズムについて、解剖学的に病態を考えてみましょう。

表1 突然発症の病態

血管	詰まる、破ける、裂ける
腸管	詰まる、破ける、ねじれる
膜（胸膜ほか）	破ける
管（胆管・尿管ほか）	詰まる
神経	切れる、圧迫される

血管、腸管、膜、管、神経など、解剖学的にどんな病態のときに突然発症となるかを挙げた。

さらに突然発症を時間軸で分類すると以下のようになります。

慢性＞亜急性＞急性＞突然

突然の中も、秒単位、分単位、時間単位と分かれます。<u>血管が詰まる、破ける、裂けるとき、秒・分単位の発症</u>になります。

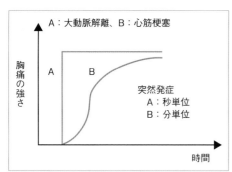

A：大動脈解離、B：心筋梗塞

胸痛の強さ

A
B

突然発症
A：秒単位
B：分単位

時間

図2 突然発症、痛みのピークまでのイメージ
主訴〈胸痛〉を例に挙げると、最大の痛みまで秒単位であれば大動脈解離を考える。また、最大の痛みまで分単位であれば急性心筋梗塞（冠動脈が詰まって、虚血となる）を考える。患者にどんな発症だったかを聴き取るときに、図2のイメージを持っておくと便利。聴き取りのイメージを持つことで、日々の臨床推論が向上する。

安静時持続

　症状が安静時もずっと持続するとき、見逃してはいけない疾患（緊急度・重症度が高い疾患＝右上の疾患）を想定して、引き続きほかの**レッドフラッグ**🏴も評価していきます。

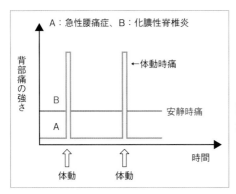

図3 安静時持続
主訴〈背部痛・腰痛〉を例に図示した。A：急性腰痛症であれば、安静時持続痛はほぼなく、体動時痛がポイント。B：同じく体動時痛があっても、安静時持続痛があれば化膿性脊椎炎が鑑別に挙がる。「じっとしていても痛みが持続しますか？」という聴き方が有効である。

増悪

　増悪する症状なら、何かあることは想像できます。このときさらに、増悪のスピードも聴き取れると、緊急度の感知に有効です。

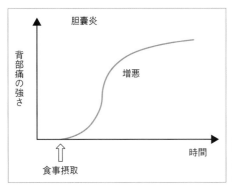

図4 増悪
胆嚢炎の痛み方のイメージを図示した。食後しばらくしての痛みの発症と、増悪が特徴である。

　以上が**レッドフラッグ**🏴の王様、**ユニバーサル レッドフラッグ**🏴🏴の解説でした。意味がわかると、聴取しながら、患者の状態が見えてきます。この本で何度も何度も**レッドフラッグ**🏴を想起して、脳に刻んでいきましょう！

引用・参考文献
1)　望月礼子. 体温の異常. medicina. 59 (4), 2022, 26-9.

第1章

院内急変への
心得

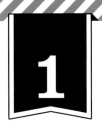

1 院内迅速対応システム（RRS）

　いわゆるコードブルーのような心停止前には何らかの徴候があると言われています。心停止は脈なし・呼吸なし・意識なしという、判断の差が生じにくい状態です。しかし前駆症状の場合は、対応するスタッフの経験によって判断が異なることがあります。

　院内迅速対応システム（Rapid Response System；RRS）とは、多くの「急変」には前兆があるという点に着目した院内対応システムです。RRSでは早期認識と早期介入が重要です。施設により起動基準は異なりますが、重症化「するかもしれない」状態の目安が定められ、迅速な対応を要するバイタルサインの重大な増悪を含む急激な病態変化を覚知して対応できるような仕組みです。

　本書の"きも"は「**レッドフラッグ**（危険信号）を見逃さない」こと、そして「救命できる命を取りこぼさない」ことです。ベッドサイドで得られるバイタルサインなどの情報が**レッドフラッグ**かどうかは、その情報を得たスタッフのスキルによって判断されることになりますが、その多くは看護師が一番につかむことが多いと思います。

　「あのとき報告しておけばよかった」を1例でも多くの「報告してよかった」につなげましょう。

表　RRT*起動基準の例

気道	・気道閉塞 ・いびき呼吸、ストライダー ・気管切開チューブの異常
呼吸	・呼吸困難 ・呼吸数 <8、>25 回／分 ・SpO_2 < 90%（高流量酸素の投与下）
循環	・心拍数 <40、>120 回／分 ・収縮期血圧 <90 mmHg ・尿量 <50mL/4 時間以上
意識	・突然の意識変容 ・覚醒しない ・持続または再発するけいれん発作
スタッフによる懸念	

RRT：Rapid Response Team（院内急変対応チーム）
［Managing Deteriorating Patients. 1-st ed（「一般病棟で状態が悪化していく患者の管理」）p.28、表 3.3「RRT 起動基準の例」より許可を得て転載］

（才田隆一）

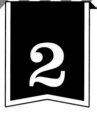

② エマージェンシー臨床推論とは

　この本は、入院患者に変化が起こったときの観察項目（**レッドフラッグ** 🚩）を鍛えるためにつくりました。患者に起こった変化をただちに報告するか、またはもう少し観察するか、それを決めるのはあなたです。看護職にはその判断を行う権限があります。重要な任務ですね。自信を持って評価するためにも、看護師版の臨床推論を身に付けましょう。臨床推論は看護師特定行為研修の共通項目でも重要な位置にあります。

臨床推論の4つのステップ（図2-1）

　臨床推論は診断に至るまでの思考過程です。以下の4つのステップがあります [1]。

①病歴聴取
②キーワード（医学用語）への変換
③疾患ファイルとの照合（合うところ・合わないところを抽出する）
④比較（臨床情報と合致する疾患を選ぶ）

　まず急変の感知が必要ですが、急変といっても始まりは小さな症状であることも多いです。そんなとき、患者の主訴が何か、把握することがまず大切ですが、難しいときもあります。

　先ほどのステップに沿って、症例を1つ示します。

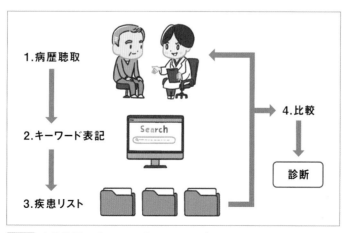

図2-1 症候診断のプロセス　4つのステップ

①病歴

脱水症で入院中の80歳男性から、「朝から、みぞおちが重い感じがする。昼ごはんはムカムカして食べられない」と言われたら、主訴は何でしょうか?

②キーワードへの置き換え

「高齢男性、急性発症の心窩部違和感と、その後の食欲不振」

③鑑別疾患（医師の頭の中）

【鑑別疾患：検査】

急性心筋梗塞：心電図、採血検査（心筋逸脱酵素の上昇はないか確認する）

胃潰瘍・上部消化管出血：上部内視鏡

胃潰瘍からの穿孔を疑う所見がなければ、いきなり内視鏡は行いません。かと言って、いきなり造影CTもしません。まずは緊急性のある疾患、心筋梗塞の除外のために心電図をとり、採血をすることになります。

このとき、看護師はどこまで考えたらよいでしょうか? 実ははじめ、患者は「昼ごはん、いらない」と言っただけでした。「どうしてですか?」と聞いたら、「みぞおちが重いから」との答え。「いつからですか?」と聞いたら「朝から」とのこと。これこそ看護師の臨床推論です。この看護師は原因が心臓かもしれないと考えて、バイタルサイン確認後、ドクターコールで〈心窩部違和感と、その後の食欲不振〉であることを伝えました。確定診断は検査しないとわかりませんが、ドクターコールのタイミングと内容はこれでよいのです。もしドクターコール前に、前胸部症状があれば心電図をとるという病棟の決まりがあれば、なお迅速な診断につながります。もし看護師が、「昼ごはん、いらない」という発言に対してただ経過観察していたら、翌朝には症状が増悪する可能性もあります。

この症例では、症状：心窩部違和感、主訴〈その後の食欲不振〉であり、上部消化管出血が持続し、血腫が胃内にたまっての食欲不振の可能性も考えられます。でも緊急性のある疾患は心筋梗塞なので、そちらから除外していくというわけです（図2-2）。

救急医の頭の中

救急医は、救急隊からの連絡を聞きながら秒単位で鑑別疾患を考え、治療方針を考え、受け入れの判断をしていきます。この判断が可能なのは、年齢、性別、主訴、バイタルサ

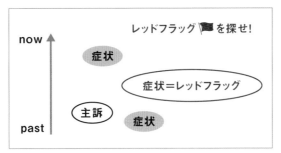

図2-2 主訴の把握が大切

インを聞けば、瞬時に鑑別疾患の見当がつくからです。同時に、救急医は常に見逃しては
いけない疾患（致死的な疾患、緊急に治療介入が必要な疾患）を想定しています。

救急医は、看護師からの電話で、年齢、性別、主訴を聞き、救急外来に向かって移動し
ながら「この患者で最悪のシナリオは？そのときの対処法は？」と1分程度で考えます。
常に最悪の事態を想定していれば、急変時も想定の範囲内なので、対応ができるのです。
最悪の想定をすることは危機管理の鉄則です。

日々、急変対応の場で働く救急医は、短時間で診断に至るように思考が訓練され、救急
の臨床推論が自然に身に付いていきます。しかし普段は、自分の思考過程を意識しないこ
とが多く、このような瞬時の思考過程を言語化することは難しいことでもありました。し
かし、研修医をトレーニングする方法として活用できると考えて、あえて救急の臨床推論
を言語化・可視化してみました。それが、私が開発した「エマージェンシー臨床推論」で
す[2~4]。

看護師に求められる臨床推論

本書『主訴から攻める初期対応：院内急変版 エマージェンシー臨床推論』では、ドク
ターコールへの迷いを減らすために、院内急変時の評価ポイントについて、主訴ごとに鑑
別疾患と**レッドフラッグ**を可視化した二次元鑑別リストを提供しています。

図2-3のように脳内に主訴ごとに複数の**引き出し**があれば、目の前の患者の訴え「主訴」
に相当する引き出しをまず開けて、その中から該当する**レッドフラッグ**を聴き取るこ
とで、二次元鑑別リストの右上の疾患、つまり緊急度・重症度ともに高い疾患を迅速に拾
い上げることができます。該当する**レッドフラッグ**があれば、迷わずドクターコール
で伝えてください。該当する**レッドフラッグ**がなくても非典型的な症例は除外できな
いため、慎重な経過観察が必要です。常に最悪を想定して、医師に相談してください。

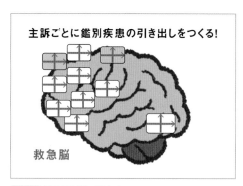

図2-3 鑑別診断の引き出し

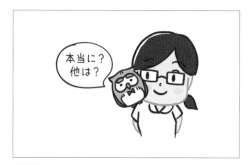

図2-4 常に自分に問いかける＝メタ認知

※メタ認知：自己の認知過程についての認知

　主訴別に、秒単位で集めるべき情報は何なのか。知っていれば患者教育にも活用可能です。「今は大丈夫でしたが、この後、○○の症状があれば、我慢しないですぐに教えてくださいね」と伝えておくのです。

　普段から**レッドフラッグ**🚩を意識して観察・評価する習慣を付けておけば、急変の感知に必ず役立ちます。ほかのスタッフへの報告にも有用です。

本書の目指すもの

　夜勤で心細いこともあると思います。そんなとき、「これでいいのかな？」と常に自分に問いかける頼りになる存在を、自分の肩にのせておくと役立ちます（**図2-4**）。本書が少しでもそんな存在になれたら幸いです。二次元鑑別リストは覚える必要はなく、迷ったら見ながら**レッドフラッグ**🚩を聴取するのに使ってください。皆さんの脳内にこのような思考回路ができるように考えたリストです。これは救急脳の雛形なので、皆さん独自に書き込んで、自分のオリジナルをつくってみてください。

　救急で大切なのは、時間と情報（**レッドフラッグ**🚩）です。聴取にかかる時間よりも情報が重いとき（**図2-5**）、聴取の価値があるということになります。

　例えば、主訴〈めまい〉なら、【どんなめまいか】を聞くよりも、🚩**突然発症（秒単位）**、**安静時持続**の方が価値はあります。情報の重さを知ることで、日々のケアで患者に聞く内容も洗練されます。日々鍛えることで、皆さんの救急脳（臨床推論能力）が磨かれていきます。

　ではこの後、一緒に救急脳をつくりましょう！

　2章では各論として各主訴の二次元鑑別リストについて解説しました。**レッドフラッグ**🚩**特訓スライド動画**を使って、脳内に**レッドフラッグ**🚩を焼き付けてください。

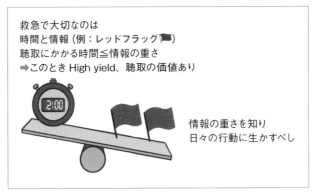

図2-5 High yield（高収率）vs. Low yield（低収率）

　本書は、成人の内因性疾患を想定して書いていますが、入院中の高齢者が人知れず転倒する可能性もあるので、時に外因性の疾患も鑑別リストの中に含めました。

　3章では、総合力を試すために症例を提示しました。患者の訴えから、追加でどんな**レッドフラッグ**🚩を聴取するか、イメージとしてはバイタルサインを確認しながら、どんな**レッドフラッグ**🚩を聴き取るか、その順番もイメージできるようになれば、あなたは達人レベルです！

＊なお、本書で提示した症例は、**レッドフラッグ**🚩を鍛えるために作成したもので、特定の病院での症例ではありません。

引用・参考文献
1)　Dhaliwal G. Developing teachers of clinical reasoning. Clin Teach. 2013;10（5）:313-7.
2)　望月礼子. エマージェンシー臨床推論. 東京, 日経BP社, 2019.
3)　望月礼子. 産科エマージェンシー臨床推論. 大阪, メディカ出版, 2020.
4)　望月礼子. 救急脳のつくり方：救急隊版 エマージェンシー臨床推論. 東京, 東京法令出版, 2022.

（望月礼子）

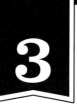

3 院内急変コールのコツ

SBAR を使おう！

　看護職は「報告」を求められることが多い職種です。それは常に患者のそばにいて、さまざまな情報を目にする仕事だからこそであり、そこで得た情報をほかの医療者に発信する役割を担っているからだと思います。ただ、いざ報告しようとすると難しかったりします。

　「なんて報告したらいいんだろう？」
　「何まで報告したらいいんだろう？」

　私たち看護師には、ただ報告するだけではなく、専門職としてのアセスメントも求められます。医師から「体温38.5℃以上でドクターコール」と指示があっても、体温だけを報告するのではなく、それに伴う諸症状も報告しますよね？ しかし、それだけでは不十分なこともあります。

　「○号室の○○さん、熱が上がったとナースコールがありました。昨日から発熱があったようです。尿路感染症として抗菌薬も開始されていますし、本人の倦怠感は強くないです」

　こんな報告を聞いたことはありませんか？ 内容としては、状況に加えて経過も報告されています。しかし、報告の意図が読めません。受け手は「だから何なんだろう？ どうしてほしいのだろう？」と感じてしまいます。新しいことの報告には依頼・要請を添えるべきです。

　「解熱薬の指示がほしい」
　「改めて培養検査が必要か？」
　「経過観察でよいか？」

　そこまで伝えることで、一方的な伝達ではなく、医療者間のコミュニケーションに発展すると思います。もちろん迅速な報告は大事です。どうしても症状や状態のみを伝えてしまう機会もあります。そこに、できるだけアセスメントや依頼を加える練習をしてみましょう。考えながら報告する習慣が付くと、臨床力は成長します。習慣が付くまではSBAR（エスバー）を意識してみるといいと思います。

　最近は目にする機会も増えてきたSBAR、皆さんはご存じでしょうか？
　もともとはTeam STEPPS®（Team Strategies and Tools to Enhance Performance and Patient Safety）という、医療のチームパフォーマンスと患者安全を向上させるためのトレーニングプログラムから生まれた、コミュニケーションツールです。SBARは重要性・緊急性を確実に伝えるため、状況報告する際に、状況・背景・考察・提案に分けて伝達する方法です。報告者・対象者の同定も追加したI-SBARが用いられることもあります。皆さんが学んでいる臨床推論では、緊急性にいち早く気づくことも大事ですが、それを「報告する」ことも重要です。端的に、相手に情報を伝達できるようにSBARを使ってみてはいかがでしょうか。

I ；Identify（報告者、対象者の同定）
S；Situation（状況、状態）
B；Background（背景、経過）
A；Assessment（評価）
R；Recommendation（依頼、要請）

　これから出てくる症例で、自分が当事者ならどのように報告するか、SBARを使って考えてみてはどうでしょう。

引用・参考文献
1)　Agency for Healthcare Research and Quality. Team STEPPS. https://www.ahrq.gov/teamstepps-program/index.html

（才田隆一）

ドクターコール、どう伝えたらいい？

もっちー

では、以下のドクターコールを聞いて、どんなコンサルトがいいのかを考えてみましょう。

ドクターコール

すみません、今、よろしいでしょうか？ 6東脳外科病棟、看護師の山本です。田中先生の患者さんで、脳出血で入院中の中田さんという方です。SpO_2 のアラームが鳴ってベッドサイドに行ったら、SpO_2 が80％になっていました。日中は問題なかったのですが。すぐ来ていただけますか？

これを聞いて、どう思いましたか？

私は急変時のドクターコールをまだ数回しか、したことがありません。「落ち着いて、落ち着いて」と自分に言い聞かせるので精一杯です。このコールは、落ち着いてしっかり伝えていると思いました。ただ…、聞く立場になってみると、結論の SpO_2 80％という値は、もっと早く知りたいかなと思いました。

つぼみ

そうですねえ。この場合、すぐに駆けつけてほしい急変なので、もっと簡潔に伝えてほしいです。看護師や主治医の名前は絶対必要というわけではないと思います。私は院内急変の教育担当をしていますが、重症の急変は出会うことは少ないし、トレーニングが必要と思うのですが、どうしたらいいのか悩んでいます。

さくら

なるほど。院内急変のトレーニングは、絶対に必要ですね。そして忙しい現場で、短時間で教育効果が高いものを目指すとなると、準備が大変だと思います。このテキストは、そんな院内急変のトレーニングに活用してもらうためにつくりました。では、同じ症例について、改善したドクターコールの音声を聞いてみてください。

> **ドクターコール**
>
> 急変です。6東病棟です。60歳男性の呼吸困難です。脳出血後、気切中の患者さんです。現在、SpO$_2$ が80％で、頻呼吸です。至急来てください。

 今度はどうでしょう？

脳出血後、気切中なんですね！ これは大変ですね。しかも頻呼吸。この後、心停止になるかも…と思いました。

 そうですね。そう思えるのは、ドクターコールで患者さんの様子が映像化できたからですね。患者さんの様子を伝えるときに、相手がそれを聞いて映像化できるかが大事です。ただし、急変時は文字どおり緊急度が高いので、時間が大切です。詳細を伝えればいいというのではなく、<u>急変時に必要なキーワードを適切に伝えること</u>が大切です。
では、同じ症例について、さらに改善したドクターコールの音声を聞いてみてください。

> **ドクターコール**
>
> 急変です。突然発症の呼吸困難です。6東病棟、60歳男性で脳出血後、気切中の方です。現在、SpO$_2$ が80％で、バッグバルブマスクの準備をしています。すぐ来てください。

コンパクトに必要なことがすべて含まれていますね！ バッグバルブマスクの準備をしていることまで含まれていて、指示待ちでない態度も伝わってきました。このように伝えれば、次の指示ももらえるかもしれません。

I-SBAR

I	Identify	報告者	6東病棟
S	Situation	状況	突然発症、呼吸困難
B	Background	背景	60歳男性、脳出血後、気切中
A	Assessment	評価	急変、SpO$_2$ 80%
R	Recommendation	依頼	すぐ来てください

 そうですね。的確なコンサルトは、初期対応の遅れを最短にすることにつながります。急変現場で最初に患者さんのそばにいる、病棟の皆さんの動きが、急変対応の要になります。3章ではシナリオを用意していますので、第一発見者になったつもりで状況を把握し、必要があればドクターコールしてください。

（望月礼子）

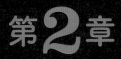

第2章

主訴別に考える
院内急変

もっちー

もっちー先生、特定看護師さいだーさん、
新人看護師つぼみさん、
ベテラン看護師さくらさんと一緒に、
見逃してはならないレッドフラッグを
主訴別に学びましょう！

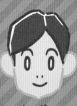

さいだー

さくら

つぼみ

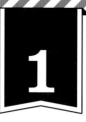

1 主訴 〈意識消失〉〈心肺停止〉
～どちらか迷ったら、どうする?～

ここが目標
- ○ 死戦期呼吸に気づくことができる。
- ○ 心肺停止と判断したら、人を呼び、胸骨圧迫を開始する。

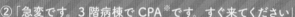

ドクターコール

① 「今、いいですか? 3階病棟なんですが、山田先生の患者さんで、腹痛で経過観察入院中の方ですが、反応がありません!」
② 「急変です。3階病棟でCPA※です。すぐ来てください」

 もっちー
> いきなりドキドキするコールで始まりましたが、どちらが良いコールだと思いますか?

 つぼみ
> 私は①のように言いそうです。患者背景を伝えなくちゃと思って。

 さくら
> でも、②の方がドクターは早く到着できますよね?

> そうですね! 大事な情報を簡潔に伝える訓練が必要です。救急では秒単位の時間が生死の分かれ目になるので、②がいいですね。究極の急変である心肺停止の判断のために、主訴〈意識消失〉と〈心肺停止〉について勉強しましょう。

> あれ?〈意識消失〉も〈心肺停止〉も、患者が訴える内容ではないですよね? それでも主訴なんですか?

 CPA：cardio pulmonary arrest（心肺停止）

はい、さくらさん！「主訴＝患者の訴え」ですが、本人が訴えられないときは、他覚所見で一番意味のあるものが主訴となるのです。意識障害だと思って観察していたが、実は心肺停止だったということもあります！　とても大切なので最初に取り上げました。意識がないというのは、意識障害の最たるものですが、そんなとき、「意識障害の原因は…」と考えていると救命できません。呼びかけにも痛み刺激にも反応がなければ、〈意識消失〉として〈心肺停止〉の対応に切り替えなくてはいけません。

私の勤務する病棟では急変は少なくて、心肺停止に立ち会ったことはありません。もしも夜のラウンドで、寝ていると思っていて、実は心肺停止だったらどうしよう…と心配です。患者さんを起こしてまで意識を確認しないですよね？

もちろん、毎回起こしたりしませんよ！　モニターがついていなくても、寝息、かぶっている毛布が動いているかなど、気配をしっかり感じ取るように私たちは心がけています。育児と同じで、全身観察が大切だと思います。

育児と同じ、全身観察！　それ、いいですね。伝わりやすい！　ちゃんと呼吸しているか、これが大事です。さくらさんが言ってくれた「気配」という言葉には【体動や呼吸、肌の温もり、存在感、いつもと変わりない様子か】という奥深さが含まれると思います。急変時の DNAR※でお看取りの際に、部屋に入った瞬間に口を開けて静止している姿を見れば、その瞬間に死を感じます。圧倒的な静ってありますよね。

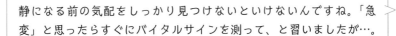

静になる前の気配をしっかり見つけないといけないんですね。「急変」と思ったらすぐにバイタルサインを測って、と習いましたが…。

 DNAR：do not attempt resuscitation（本人または家族の希望で心肺停止時に、心肺蘇生を行わないこと）

もちろん、呼びかけや刺激に反応がある急変の場合では、バイタルサインをとります。ただし患者急変の第一段階の評価では、心肺停止か否かの判断が必要です。この判断にバイタルサインは不要です。

患者さんに意識がないときは急変です。この段階で人を呼び、さらに通常どおりの呼吸でなければ、心肺停止と判断して胸骨圧迫を始めます。鍵は、呼吸です。呼吸があっても普段と違う不規則な呼吸（死戦期呼吸※）を見たら、心肺停止と判断しましょう。また、心肺停止でも心電図モニターでは正常な心電図が見えることがあります。これは心臓の電気的な収縮を拾っているだけでPEA（無脈性電気活動）という脈（心拍出）がない状態です。院内急変で反応がないときに大事なのは、モニター画面ではなく、患者さんの頸動脈が触れるかどうか、死戦期呼吸ではないかを確認することです。頸動脈触知に自信がないときは、勇気を持って心肺停止を宣言し、心肺蘇生（CPR）を開始しましょう（オーバートリアージOKの鉄則※）。心肺停止でない人にCPRを開始したら害があるのでは？と心配する人もいますが、体動や反応があればCPRをやめて観察・評価に移ればよいのです。いざというときのために、BLS（一次救命処置）はもちろん、医療者は二次救命処置のコースも受けておきましょう。

患者急変対応のはじめの一歩
①心肺停止か、②そうでないか
①では、BLS
②では、急いでバイタルサインをとる

「死戦期呼吸を見逃さないように」と習いましたが、まだ実際に見たことがないです。

私は何度かあります。下顎呼吸は「しんどそうな呼吸」という印象ですね。お看取りの患者さんでは、終末期に下顎呼吸が見られたら家族を呼ぶタイミングかなと思っています。

死戦期呼吸：心停止が起こった直後に見られる、しゃくりあげるような不規則な呼吸
オーバートリアージOKの鉄則：軽く見積もって介入が遅れた場合、取り返しがつかないので、悩んだら損失が少ないよう重く見積もって対応するという考え方です。

そうですね。心肺停止・死戦期呼吸にはいろいろなパターンがあるので、毎回が学びだと思ってください。以下に 3 つの例を紹介します。

症例

【40 代男性】

胸痛で経過観察入院中。痙攣しているのを隣の患者が発見してナースコール。ただちに CPR を開始してドクターコール。約 2 分の胸骨圧迫で自己心拍再開。心臓カテーテルを施行し、急性心筋梗塞の診断となった。覚醒まで数日を要したが、無事に社会復帰できた。

＊心肺停止の瞬間に痙攣することもある。

【70 代男性】

意識がないとドクターコール。駆けつけると反応なく、不規則な呼吸。しかし、両上肢が 90 度挙上している。頸動脈は触知せず、速やかに CPR を開始した。

＊動きのある心肺停止もある。

【重症心不全で ICU 入室中の 80 代男性】

心拍アラームで駆けつけると反応なくドクターコール。医師接触時、呼吸停止。頸動脈触知せず。波形は PEA。胸骨圧迫とバッグバルブマスク換気開始後、すぐに開眼。胸骨圧迫しながら「わかりますか!?」と大声で呼びかけると、しっかり目線が合い、うなずく。意識が戻ったので胸骨圧迫を止めると、すぐ閉眼、心停止。循環器科医師をコールし、二次救命処置を継続。開眼、閉眼を数回繰り返した。後半は胸骨圧迫しても開眼しなかった。原疾患（重症心不全）でカテーテル治療適応なしとの循環器科医師の判断で蘇生中止となった。

＊循環器疾患の場合、脳血流が保たれれば意識が戻ることがある。

主訴〈意識消失〉〈心肺停止〉

1

　死戦期呼吸はワンパターンではないので、実は評価が難しいです。できれば、DNARの患者さんが亡くなる前の呼吸の変化を、見ておきましょう。よくあるのは、規則正しい呼吸から、下顎を上げて不規則な呼吸（下顎呼吸）に移り、最期はその不規則な間隔が次第に開き、止まったと思ったら、数十秒してまた数回大きな呼吸をして止まる、というパターンです。命のともし火が段々と消えていく様子を見守る機会があるのは病棟だけです（救急外来では介入するため）。家族の立ち会いがあり、家族が心配しているときには「苦しそうに見えるかもしれませんが、ご本人は苦しみがない状態です」と伝えてあげましょう。

2 主訴〈呼吸困難〉 ～「息苦しい」と言われたらどうする?～

ここが目標

○ 〈呼吸困難〉を起こしやすい患者背景を言える。

○ 〈呼吸困難〉に気づくことができる。

○ 主訴〈呼吸困難〉のレッドフラッグを知る。

さいだー

皆さん、お疲れ様です。第1章2では「エマージェンシー臨床推論」の大きな流れを勉強しました。頭の中に、引き出しのイメージはできたかな?

引き出しって面白いなと思いました。リストがあると助かります!

つぼみ

そう、リスト化。思考の可視化がポイントでした。今回は、院内急変で代表的な主訴〈呼吸困難〉について勉強していきます。皆さんは患者さんからのコールやラウンドで急変に気づくわけですが、どんなパターンがありますか?

患者さんが、「息が苦しい」と言うことができる状態であればすぐにわかりますが、認知症などで訴えられないときは難しいですね。「肩で苦しそうに息をしているけれど SpO_2 低下はないので」経過をみていて、その後、「SpO_2 低下」でやっとドクターコールするということもありました。

さくら

呼吸様式とともに、呼吸数を記録することも大事。大切なのは、急変を早期に見つけること。SpO_2 の低下前に、呼吸数や呼吸様式、聴診所見などで「初期に異変を見つけるぞ!」という気持ちを高めよう。ほかにはどんな状況で急変に気づくかな? 思い浮かべてください。

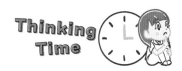

主訴〈呼吸困難〉に関する観察ポイントをまとめました。これも「リスト化」です。皆さんが普段、業務でやっていることだと思います。

主訴〈呼吸困難〉の感知ポイント

○**主観的**

しんどい、息が苦しい、息が吸えない／吐けない

胸が重い、苦しい　＊胸痛との判別が大切

○**客観的**

モニター：SpO_2 低下、呼吸数の異常（正常 14～20 回／分）

観察項目：見る；チアノーゼ、頻呼吸、努力呼吸、下顎呼吸、頸静脈怒張

　　　　　　聞く；聴診（左右差、喘鳴、水泡音）

　　　　　　触る；皮下気腫

 では、人工呼吸器管理中の患者さんで突然の SpO_2 低下があれば、どう動きますか？

夜勤中に出会いたくないですよ！ えーっと、痰によるチューブ閉塞や緊張性気胸が怖いです。ドレーンやチューブの異常がないかを確認します。うんと SpO_2 が低ければ、最初から人を呼びます！

 突然の SpO_2 低下なら、ただちに人を呼ぶ、これが大事ですね。最も怖い（緊急度が高く、重症度が高い）病態をまず考えることが重要です。

Question

問題です。①と②のどちらに緊急性があるでしょうか？ その理由も挙げてみましょう。

①肺気腫による自然気胸で入院中の 70 歳男性。右に胸腔ドレーン留置中。これまで SpO_2 98％だったが、突然発症の呼吸困難を訴え、訪室すると SpO_2 92％だった。息がはかはかしている。

②誤嚥性肺炎で入院中の 80 歳男性。朝の SpO_2 は 94％だったが、胃管注入後、SpO_2 90％になった。呼吸様式は特に変わりない。

では、つぼみさんからどうぞ。

SpO₂ が低いのは②なので、緊急性があると思います。

 確かに SpO₂ が低いのは②ですが、注入後の誤嚥の可能性がありますね。吸引で良くなる可能性が高いです。緊急性が高いのは、胸腔ドレーン留置中の①だと思います。「息がはかはかしている」、しかも突然発症なので、これはドレーントラブルや、緊張性気胸の合併の可能性を考えて、ドクターコールしたいです。

 2 人とも根拠もバッチリ！ 正解は①です。さくらさんの言うとおり、緊張性気胸の始まりの可能性があります。緊急性の評価では、SpO₂ の数値だけでなく、患者背景（治療背景も含む）も考えましょう。そして②の場合、「痰詰まりかな?」と思っても、吸引しながら、「主訴〈呼吸困難〉の感知ポイント」にある異常所見がないか評価しつつ、SpO₂ の改善がなければ人を呼びましょう。
ところで皆さん、モニター上の呼吸数をそのまま記録していませんか? 病棟での指導時に「このバイタル、血液ガスの値で、なんでこの呼吸数なんだろう?」と思って聞いたら、実際の呼吸数は見ていなかったということがよくあります。頻呼吸をベッドサイドで観察できるようになってほしいです（15 秒間、回数を数えて 4 倍するだけです）。
では、この後はもっちー先生の解説です。

救急医の頭の中

　ざっくり言うと、呼吸（数、様式）では、自分が患者と同じような呼吸をしてみて、違和感があれば異常だと考えてバイタルサインを測定しましょう!
　では、主訴〈呼吸困難〉での救急医の頭の中を見てみましょう（図2-1）。たくさん疾患がありますが、まずは眺めてください。急変時の観察項目が、**レッドフラッグ**🚩です。特に秒単位で評価すべき所見をリスト化しました。急変を乗り切るためのわれわれの武器となります。常にこのセンサーをピカピカに磨いておきましょう。
　ここにはたくさんの疾患が並んでいますが、院内急変を想定した場合、例えば半日前には問題のなかった患者からの訴えなら、時間単位での発症ということになります。**突然発症（数時間単位）**という**レッドフラッグ**🚩1つだけでも、かなり絞り込めます。絞り込んだものを図2-2に示します。院内急変時の**引き出し**に相当します。

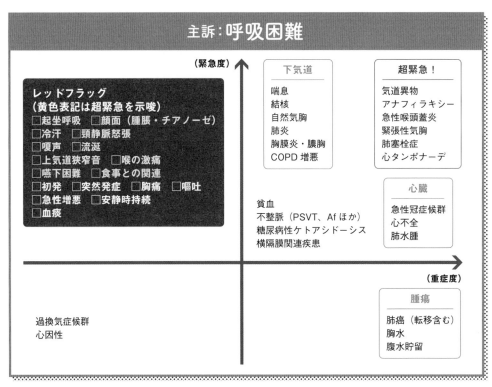

図2-1 主訴〈呼吸困難〉二次元鑑別リスト[1]
「成人の内因性疾患の救急搬送で何を考えるか」という設定で教育用に考えた鑑別リスト

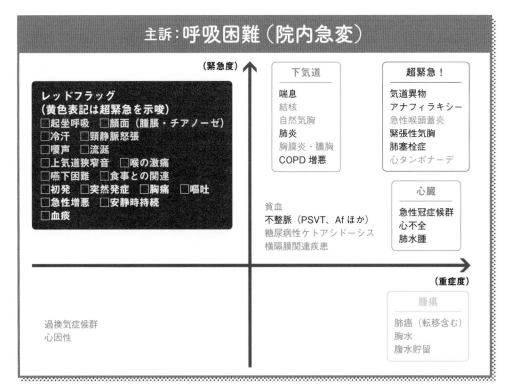

図2-2 主訴〈呼吸困難〉二次元鑑別リスト（院内急変）

　院内急変の場合は、時間・分・秒単位で発症する疾患に絞り込むため、貧血や腫瘍など ゆっくり進行する疾患は、二軍に落とすという意味で灰色表記にしました。真っ先に一軍 を評価し、該当するものがなければ二軍も考えてみるという意味で残しています。

主訴〈呼吸困難〉の解剖学的アプローチ

超緊急の6疾患[1]

気道異物

アナフィラキシー　　　　A（気道）の異常

急性喉頭蓋炎

緊張性気胸

肺塞栓症　　　　　　　　C（循環）の異常・閉塞性ショック

心タンポナーデ

＊著明な閉塞性ショックでは、頸静脈怒張の所見を認めます。ただし、大量出血 　（外傷）の場合、所見がないこともあります。

　超緊急の疾患は**上気道狭窄**と**ショックを起こす可能性がある疾患**です。これらは秒単位 で急変→CPA へ移行することもあるため、「超緊急！」として特別にまとめました。 図2-2の**レッドフラッグ**🚩中、黄色表記の所見は超緊急の疾患を示唆するため、急変時の 評価項目でも特に迅速に評価すべきもので、1つでも該当したらドクターコールを考えま しょう。

　急変時にたくさん疾患を考えようとすると、時間をロスするため、図2-2であらかじめ 絞り込んでおいたリストで考えます。大事なのは緊急時に迅速に評価できる**レッドフラッ グ**🚩です。では、**レッドフラッグ**🚩**特訓スライド**を見ていきましょう。

院内急変版レッドフラッグ特訓スライド

　主訴〈呼吸困難〉の**レッドフラッグ**🚩で、図2-2の院内急変版の二次元鑑別リストから、 どのように疾患が絞り込めるかを可視化しました（図2-3～図2-12）。

　イメージとしては、患者状況で想起し、ベッドサイドに近づきながら、まず見て（姿勢、 顔色、腫脹や冷汗の有無）、触って（冷汗）、息づかいを聞きながら、五感で情報を集めま

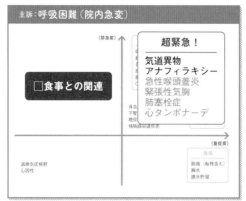

図2-3 急変前に食事のエピソードがあれば、まず気道異物を考える。アレルギー症状も見る！

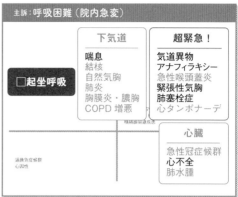

図2-4 患者に近づきながら、体位を見て鑑別する

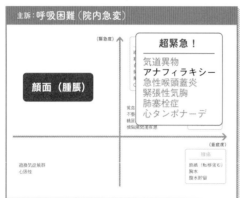

図2-5 顔面腫脹があれば、アナフィラキシーと考える。薬剤点滴中なら即中止、人を呼ぶ！

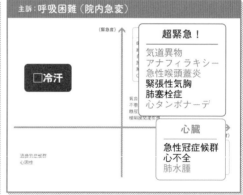

図2-6 冷汗があれば、緊急！即ドクターコール！

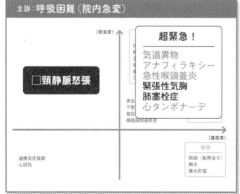

図2-7 頸静脈怒張があれば、超緊急！

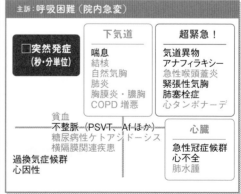

図2-8 第一声、患者への確認は「突然ですか？秒単位でなりましたか？」。Yes なら人を呼ぶ！

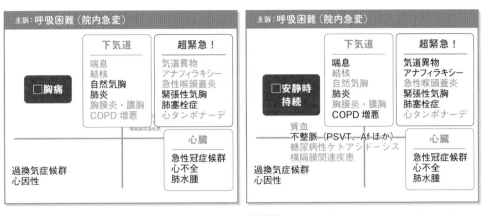

図2-9 胸痛があれば、人を呼ぶ！ バイタルサイン確認後、心電図をとる！

図2-10 安静時持続するなら、右上の疾患を考える！

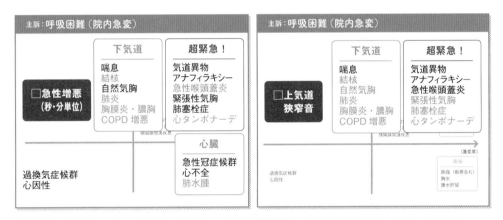

図2-11 呼吸困難が秒・分単位で増悪するなら迷わず人を呼び、ドクターコール！

図2-12 上気道狭窄音が聞こえたら、超緊急！

す。次に、患者に何を尋ねるのか？ 検査の準備もイメージできると達人レベルです。まず眺めてください。

　非典型例はこれに限りませんが、まずは典型を理解して、疾患のイメージをつくっていきましょう。

　次に**レッドフラッグ**🚩**特訓スライド動画**を見てください。脳に刻みつけるための資料です。本書では主訴ごとにこの特訓スライド動画を用意しました。一緒に救急脳をつくりましょう。そして、今日から患者を見るときに、主訴ごとの**レッドフラッグ**🚩がないか意識してみましょう。毎日考えることで、皆さんオリジナルの救急脳がつくられていきます！

ポイント 主訴〈呼吸困難〉のレッドフラッグ 🚩

☐起坐呼吸　☐顔面（腫脹・チアノーゼ）

☐冷汗　☐頸静脈怒張　☐嗄声　☐流涎

☐上気道狭窄音　☐喉の激痛　☐嚥下困難　☐食事との関連

☐初発　☐突然発症　☐胸痛　☐嘔吐

☐急性増悪　☐安静時持続　☐血痰

＊赤字は超緊急を示唆

動画で見る院内急変版 主訴〈呼吸困難〉
レッドフラッグ 🚩 特訓スライド ➡

3 主訴〈一過性意識消失〉
～病棟でふらついて転倒？～

ここが目標
- ○〈一過性意識消失〉に気づくことができる。
- ○ 失神の定義を説明できる。
- ○ 主訴〈一過性意識消失〉のレッドフラッグを知る。

さいだー

今回は主訴〈一過性意識消失〉について学んでいきましょう。これまでに院内急変で〈一過性意識消失〉というドクターコールをしたことはありますか？

ふらついて転倒後、いつもより反応が良くないな、という経験はありますけど、一過性意識消失としてコールしたことはないです。

つぼみ

転倒時は外傷の有無だけではなく、意識消失の有無を聴き取ることが大切ですね。

私は離床訓練のときに、一過性意識消失を起こした患者さんを何度も見たことがあります。少しずつ安静度を上げていっても毎回心配になります。

さくら

看護師がよく経験するのは神経調節性失神や起立性低血圧ですね。採血による痛みや処置への恐怖などのストレスが誘因になることもありますね。これらは「右上」の疾患ではありませんが、さくらさんの離床前の配慮のように、看護力で予防できることも多いと思います。

意識消失なら、頭の疾患を考えると思っていました。「失神」と言われると心臓の疾患を連想します。さくらさんを見習わないと。

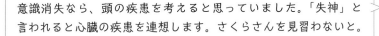

その調子です。では解剖・病態を意識しながら、二次元鑑別リストで学んでいきましょう。この後はもっちー先生の解説です。

一過性意識消失と失神の定義を説明できますか？

　　今回の主訴〈一過性意識消失〉は、発生時の状況が鑑別にとても重要という点がポイントです。目撃された院内急変の場合、患者が倒れた時点でコールされることが多いので、「転倒後に意識がありません」とコールがあり、現場に行った際には「もう大丈夫です」ということがほとんどです。なので発見時は〈意識消失〉が多いですね。主訴〈一過性意識消失〉と〈意識障害〉、〈一過性意識消失〉と〈失神〉は混同されがちです。区別が曖昧な方は下記の「一過性意識消失の位置づけ」でスッキリするはずです。しっかり主訴を捉えることで、鑑別疾患やそれに伴う緊急対応が変わります。まずはその違いをはっきりさせましょう。

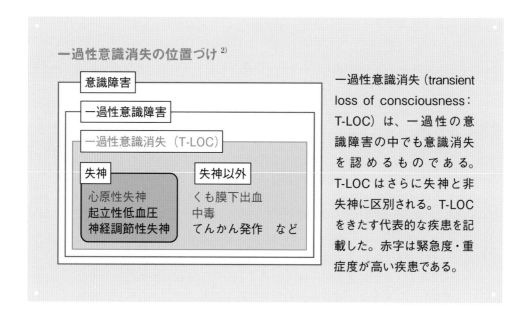

一過性意識消失の位置づけ [2]

意識障害	
一過性意識障害	
一過性意識消失（T-LOC）	
失神	**失神以外**
心原性失神 起立性低血圧 神経調節性失神	くも膜下出血 中毒 てんかん発作　など

一過性意識消失（transient loss of consciousness：T-LOC）は、一過性の意識障害の中でも意識消失を認めるものである。T-LOCはさらに失神と非失神に区別される。T-LOCをきたす代表的な疾患を記載した。赤字は緊急度・重症度が高い疾患である。

　　次に、主訴〈一過性意識消失〉を感知するポイントから考えましょう。どんな訴えや客観的指標があるでしょうか？ 思い浮かべてみてください。

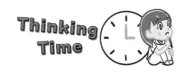

Thinking Time

> **主訴〈一過性意識消失〉の感知ポイント**
> ○**主観的**
> 倒れた、気づいたら倒れていた
> 意識をなくした
> 気が遠くなった、眼前暗黒感があった
> どうなったのか覚えていない
> ○**客観的**
> （一過性）呼びかけに反応がない
> （一過性）痙攣

　一般的に人は、歩いているときに転倒して一過性に記憶がなくなっても、「すべって転んだ」などと自己解釈することが多いものです。なので、すべての外傷で意識消失がなかったかを評価することが鉄則です。意識をなくして倒れたのかを確認するには、「（左右）どちら側に転びましたか？」「転ぶ前に、"あっ！"とか思いましたか？」「『大丈夫？』って声をかけられたのは覚えていますか？」など具体的に質問しましょう。これらの質問に「よく覚えていない」「思い出せない」と答えた場合は〈一過性意識消失〉の可能性があります。高齢者ではこれらの聴き取りが困難なことも多いので、会話可能であればこのあと説明する**レッドフラッグ**🏴で迅速に評価し、該当するものがあればドクターコールしましょう。

　もし痙攣があれば、そのときはただちにドクターコールです。この場合は主訴〈痙攣〉でアプローチした方が早いので、〈一過性意識消失〉の**レッドフラッグ**🏴に痙攣は入れていません。

　次に、主訴〈一過性意識消失〉をきたす疾患を考えてみましょう。どんなものがありますか？　見逃してはいけない疾患を意識して話し合ってみましょう。

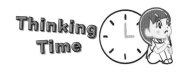

主訴〈一過性意識消失〉の解剖学的アプローチ

脳：急性くも膜下出血、(外傷)脳震盪
　　　てんかん発作、鎖骨下動脈盗血症候群

心血管：急性冠症候群、致死性不整脈、大動脈弁狭窄症
　　　　　急性大動脈解離、肺塞栓症

全身性：非心原性失神、低血糖、中毒

それ以外：心因性

　このように臓器別で考えてみると、疾患をリスト化しやすいですね。下線は院内急変で見逃してはならない致死的な疾患です。

　ところで、失神と非失神の違いを説明できますか？

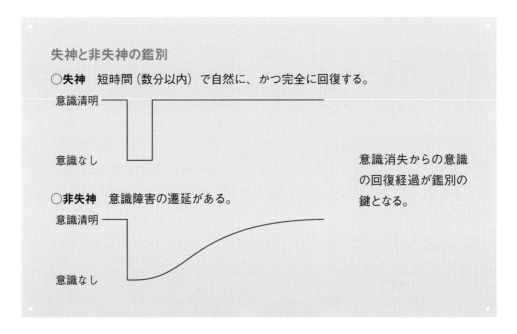

失神と非失神の鑑別

○**失神**　短時間(数分以内)で自然に、かつ完全に回復する。

意識清明

意識なし

○**非失神**　意識障害の遷延がある。

意識清明

意識なし

意識消失からの意識の回復経過が鑑別の鍵となる。

　意識消失から自然経過で完全な意識回復までの経過が数分以内なら、失神です。意識障害が数分以上遷延するなら、非失神と判断します。意識消失直後に判断はつかないので、院内急変では、意識消失したら人を呼び、バイタルサインをとりながら回復過程の時間を記録しておくということになりますね。会話ができるようになったら**レッドフラッグ**🚩を確認しましょう。

救急医の頭の中

　主訴〈一過性意識消失〉での救急医の頭の中を見てみましょう（**図3-1**）。次に院内急変版の二次元鑑別リストを示します（**図3-2**）。院内急変の場合は、時間・分・秒単位で発症する疾患に絞り込むため、ゆっくり進行する疾患や、入院中に合併する可能性が低い疾患は**図3-1**から除いてあります。**図3-2**の**レッドフラッグ**🚩は**大動脈解離、致死性不整脈、くも膜下出血**などを示唆するため、急変時迅速に評価すべき観察項目です。1つでも該当したらドクターコールで伝えましょう！

　大事なのは緊急時に**レッドフラッグ**🚩を使えるようにすることです。では、続いて**レッドフラッグ**🚩**特訓スライド**を見ていきましょう。

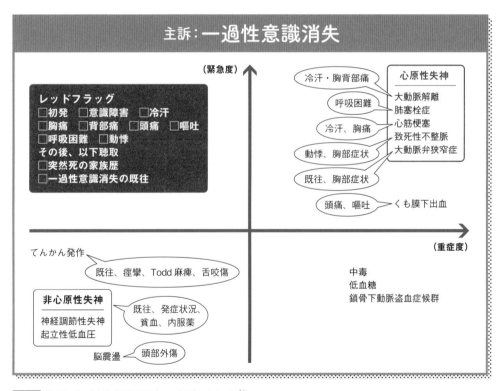

図3-1 主訴〈一過性意識消失〉の観察ポイント[1]

「成人の内因性疾患の救急搬送で何を考えるか」という設定で教育用に考えた鑑別リスト。疾患ごとのレッドフラッグや確認事項も示した。

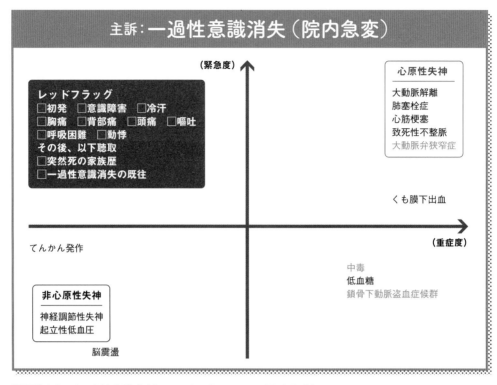

図3-2 主訴〈一過性意識消失〉の二次元鑑別リスト（院内急変）

院内急変版レッドフラッグ特訓スライド

　意識を消失した人、もしくは倒れた人がいれば、意識回復後、もしくは目撃者に**レッドフラッグ**🏳を聴き取りましょう（**図3-3**〜**図3-10**）。**冷汗**があればただちにスタッフを集め、ドクターコールしましょう。**冷汗**は最強の**レッドフラッグ**🏳です。心肺停止へ移行する可能性もあります。医師の到着までにモニター装着、十二誘導心電図を行うなど、平素から病棟で手順を決めておきましょう。

　主訴〈一過性意識消失〉の**レッドフラッグ**🏳で、**図3-2**の院内急変版の二次元鑑別リストから、どのように疾患が絞り込めるかを可視化しました。非典型例はこれに限りませんが、まずは典型を理解して、各疾患のイメージをつくっていきましょう。左上に示した**レッドフラッグ**🏳と、右上の疾患がどのように対応するか、まずは眺めてください。また、疾患を想起したときに、準備する物品、検査がイメージできることを目指しましょう。

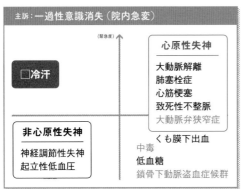

図3-3 接触時、まず冷汗がないか見る

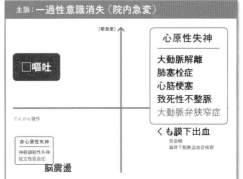

図3-4 嘔吐があれば、右上の疾患から考える

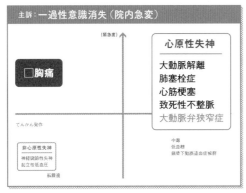

図3-5 胸痛があれば応援を呼び、心電図をとる

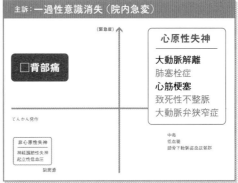

図3-6 転倒がないのに背部痛があれば、右上の疾患

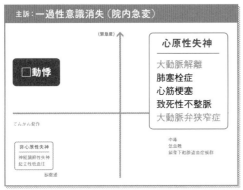

図3-7 動悸があれば応援を呼び、心電図をとる

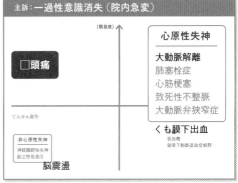

図3-8 転倒がないのに頭痛があれば、右上の疾患

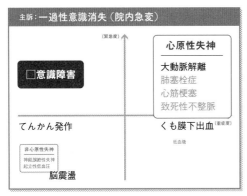

図3-9 意識障害があれば、応援を呼ぶ

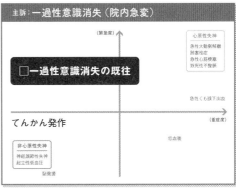

図3-10 てんかん既往があってもレッドフラッグ🏴を
確認する

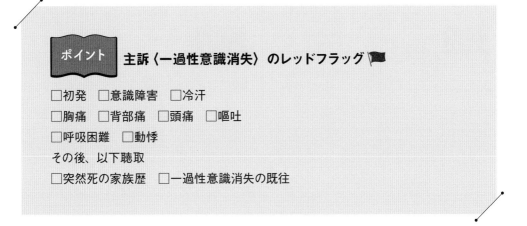

ポイント　主訴〈一過性意識消失〉のレッドフラッグ🏴

□初発　□意識障害　□冷汗

□胸痛　□背部痛　□頭痛　□嘔吐

□呼吸困難　□動悸

その後、以下聴取

□突然死の家族歴　□一過性意識消失の既往

動画で見る院内急変版 主訴〈一過性意識消失〉
　　　　　　レッドフラッグ🏴特訓スライド➡

4 主訴〈胸痛〉
〜胸痛ならすぐドクターコールでいい?〜

ここが目標

○ 主訴〈胸痛〉のレッドフラッグを知る。

○ 胸痛時、十二誘導心電図の準備以外にも、必要な検査・処置を知る。

○ 胸痛の看護記録に自信を持つ（いつから、どのように、今はどうかなどの項目の意味を知る）。

さいだー

今回は主訴〈胸痛〉について考えてみましょう。

「胸痛」と聞くと、緊張します。苦手です!

つぼみ

急性冠症候群や大動脈解離など、「右上」の疾患がぱっと浮かびます。

さくら

「右上」と表現できるところをみると、救急脳が出来上がってきていますね。嬉しいなあ!

でも意外と、十二誘導心電図をとって経過観察、みたいなことが多い気がします。ほかに何をしたらいいんだろう?

私は、いつから、どのように生じたか、痛みの変化はあるか、そして既往を聞くようにしています。今までと同じようなことを繰り返しているのであれば、落ち着いて身体所見をとったり問診ができるかなと。

さくらさん、さすが。院内急変シミュレーションでも急性冠症候群は取り上げられやすいので、つぼみさんが言っていた十二誘導心電図はよく登場しますね。しかし、考えることや準備することはたくさんあります。

採血やエコーですか?

51

そうですね。それらの検査の意図を、臨床推論を活用して考えましょう。「『胸痛』があるから十二誘導心電図」ではなく、心筋虚血の有無を確認するために心電図をとるのです。心筋虚血は急性冠症候群による冠動脈閉塞・狭窄だけではなく、大動脈解離でも起こりえます。大動脈解離を鑑別に挙げるのであれば、診断のためにエコーや造影 CT などが必要となる可能性があるため、造影用静脈血管路の確保も考慮しなければなりません。鑑別疾患によって採血したい検体も異なりますね。

「症状＝検査」ではなく、「症状→鑑別診断→検査・所見」という流れですね。

 素晴らしいです。私は、臨床推論を意識して必要な対応を考えると、急変時に医師とも連携が図りやすくなると感じています。

覚えないといけない疾患だけでも多いのに、その検査までとなると…。

 勉強のやり甲斐がありますね（笑）。私もすべてを覚えてはいません。だからこそ「レッドフラッグ🚩だけは見逃さない」から始めましょう。では、この後はもっちー先生の解説です。

救急医の頭の中

　「胸痛＝院内急変」のイメージはありますか？　これは胸痛をきたす疾患として致死的な**心筋梗塞**（**急性冠症候群**に含まれる）を皆さんが知っているからこそ、胸痛を急変として捉えているとも言えます。

　では、まず主訴〈胸痛〉を感知するポイントから考えましょう。患者が「胸痛です」と言わない場合、どんな訴えや客観的指標で急変を見つけられるでしょうか？　思い浮かべてみてください。

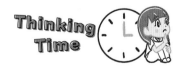

主訴〈胸痛〉の感知ポイント
○**主観的**
胸が痛い／苦しい／重い、胃が痛い
息が苦しい　＊呼吸困難との判別が大切
○**客観的**
モニター：血圧変化、脈圧増大、不整脈
観察項目：見る；冷汗、頸静脈怒張、胸郭挙上の左右差、皮疹
　　　　　　聞く；聴診（呼吸音、心音、水泡音）
　　　　　　触る；圧痛

＊灰色表記は＋α（医師向け）です。余力があれば行ってください。

「胃が痛い」という訴えが急性心筋梗塞だったということは、実によくあります。私も初めての救急外来で出会いました。

症例

　「なんとなく胃が痛い」と歩いて救急外来にやって来た高齢女性。他の患者の救急対応が終わり、1時間後に十二誘導心電図をとったら、典型的な心筋梗塞の所見があり、医師の自分が冷汗をかいた。それ以降は、前胸部の痛みでは程度にかかわらず、まず十二誘導心電図をとってもらうことにしている。

　院内急変で患者が前胸部の痛みを訴えたら、転倒などがなかったかを聞いて、バイタルサインをチェックします。次に十二誘導心電図をとるというのが鉄則です。心筋梗塞らしさが乏しくても、痛みのある状態で心電図変化はなかったという証拠を残しておくという意味もあります。また〈胸痛〉と〈呼吸困難〉は患者もはっきり区別できないときがあります。「息が苦しい」と言われたら必ず、「胸の痛みはないですか？」と聴き取りを行いましょう。特に糖尿病患者や高齢者では、無痛性心筋梗塞もあり、胸痛はないけれど胸の重苦しさ、息苦しさを訴えることがあります。迷ったら〈胸痛〉と〈呼吸困難〉のどちらの主訴からも考えるとよいですが、悩む場合は患者の言葉そのままをドクターコールで伝えてください。

次に、主訴〈胸痛〉をきたす疾患を考えてみましょう。どんなものがありますか？

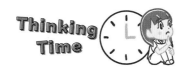

主訴〈胸痛〉の解剖学的アプローチ

心臓：急性冠症候群、心膜炎、心不全（胸水含む）、心タンポナーデ、不整脈

大動脈：大動脈解離

肺：肺塞栓症、胸膜炎、膿胸、緊張性気胸、自然気胸

縦隔：縦隔炎

食道・上部消化管：食道破裂、胃・十二指腸潰瘍

横隔膜関連：虫垂炎、肝臓・胆嚢の炎症

悪性腫瘍：胸部悪性腫瘍、骨転移、帯状疱疹

それ以外：心因性

＊急性冠症候群は心筋梗塞や狭心症など虚血性心疾患の総称

＊下線は 5 killer chest pain（記憶術：胸痛で致死的な 5 つの疾患の覚え方）

　解剖学的アプローチで疾患を挙げました。このように臓器別で考えると、疾患をリスト化しやすいですね。下線は、5 killer chest pain と呼ばれている致死的な 5 疾患です（食道破裂はごく稀）。灰色表記の疾患は、発症が突然ではない（目安は半日以上）ため、院内急変で真っ先に考えるべき疾患から外しました。見逃してよいわけではありません。黒字は院内急変で絶対に見逃してはならない致死的な疾患です。

　では主訴〈胸痛〉の救急医の頭の中を見てみましょう。たくさん疾患がありますが、まず 図4-1 は眺めるだけにしましょう。急変時の観察項目が、**レッドフラッグ** 🚩です。特に秒単位で評価すべき所見をリスト化しました。急変を見つけるための武器です。

　ここにはたくさんの疾患が並んでいますが、**突然発症（数時間単位）**という**レッドフラッグ** 🚩1 つだけでも、かなり絞り込めます。絞り込んだものを 図4-2 に示します。院内急変時の**引き出し**に相当します。真っ先に一軍を評価し、該当するものがなければ二軍も考えてみるという意味で灰色表記で残しています。図4-2 の**レッドフラッグ** 🚩中、黄色表記の所見は 5 killer chest pain を示唆するため、急変時の評価項目でも特に迅速に評価すべきものです。1 つでも該当したらドクターコールで伝えましょう。

4

主訴〈胸痛〉

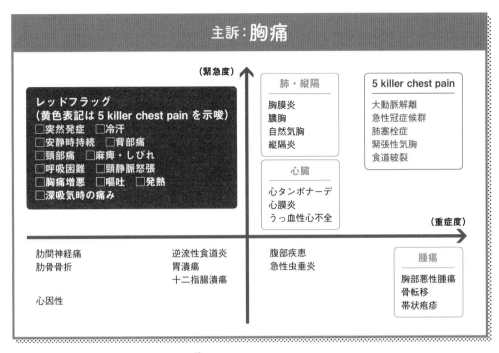

図4-1 主訴〈胸痛〉二次元鑑別リスト[1]
「成人の内因性疾患の救急搬送で何を考えるか」という設定で研修医の教育用に考えた鑑別リスト

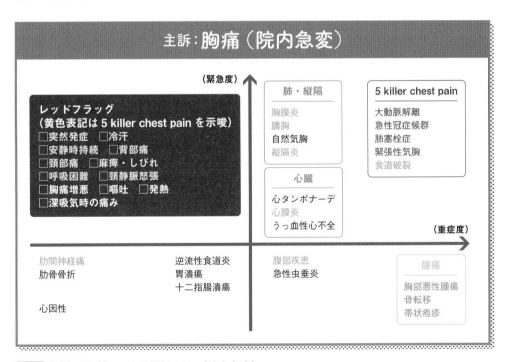

図4-2 主訴〈胸痛〉二次元鑑別リスト（院内急変）
院内急変の場合は、時間・分・秒単位で発症する疾患に絞り込むため、ゆっくり進行する疾患や、入院中に合併する可能性が低い疾患は二軍に落とすという意味で灰色表記にした。食道破裂は稀なので灰色表記。

この前、自然気胸で胸腔ドレーン挿入中の高校生が、刺入部の痛みを訴えました。いつもと変わらない痛みなので、指示簿の痛み止め内服で経過を見ました。こういう場合に**レッドフラッグ**は考えた方がいいですか？

もっちー

状況が目に浮かびますね。患者背景と痛みの性状から、「大丈夫」という判断をしたわけですね。その思考過程が臨床推論です。どんなときでも主訴ごとの**レッドフラッグ**を聴き取っておけば、自分が疾患を想起できなくても急変を拾い上げられる、という安全装置の意味も**レッドフラッグ**にはあるのです。なので、自然気胸の痛みであっても、最初に胸腔ドレーンの閉塞がないことを確認し、次に「突然ではないですね？ 表面だけの痛みですね？ どんどん悪くなってはいないですね？ 息苦しさもないですね？」くらいは確認します。そして、「もし痛みが急に強くなったり、息苦しくなったら、夜でもすぐに教えてね」と**レッドフラッグ**を使って、患者教育をしておきます。安心感を与えるのも大切な仕事です。

　急変時にたくさん疾患を考えようとすると時間をロスするため、急変と思ったらまずは図4-2であらかじめ絞り込んでおいたリストで考えてみましょう。大事なのは緊急時に迅速に評価できる**レッドフラッグ**を使えるようにすることです。では、続いて**レッドフラッグ特訓スライド**を見ていきましょう。

院内急変版レッドフラッグ特訓スライド

　「胸が痛い」「胸がおかしい」などで呼ばれた場合、ベッドサイドに近づきながら、まず見て（姿勢、冷汗の有無）、触って（冷汗）、息づかい（喘鳴、水泡音）も聞きながら情報を集めます。臨床推論の第一段階としては胸が痛いのか、呼吸困難なのかを聴き取り、主訴が〈胸痛〉であれば、主訴〈胸痛〉の**レッドフラッグ**を聴き取りましょう（図4-3〜図4-12）。冷汗があれば、ただちにスタッフを集め、ドクターコールしましょう。**冷汗は最強のレッドフラッグ**です（図4-6）。心肺停止へ移行する可能性もあります。医師の到着までにモニター装着、十二誘導心電図を行うなど、平素から病棟で手順を決めておきましょう。

　次に、患者に何を尋ねるかをイメージしましょう。また、疾患を想起したときに、準備する物品、検査がイメージできることを目指しましょう。どんな情報があればドクターコールが必要かも意識しながら、まずは眺めてください。

4

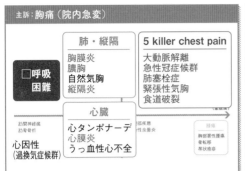

図4-3 呼吸困難感があれば、右上の疾患がほぼ残る。この後、レッドフラッグ🏴で絞り込んでいく!

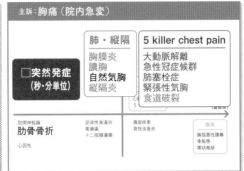

図4-4 第一声、患者への確認は「突然ですか?秒単位でなりましたか?」。Yes なら人を呼ぶ!

以前、寝返り後の胸痛、肋骨骨折という高齢者患者がいた。

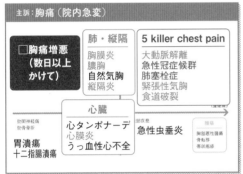

図4-5 数日かけて増悪する胸痛でも、右上の疾患から考える!

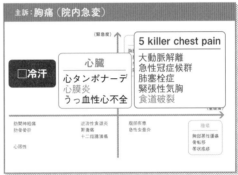

図4-6 冷汗があれば、緊急! 即ドクターコール! 人を集め、モニター装着、心電図をとる!

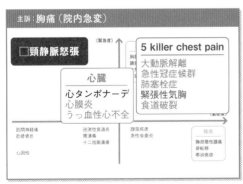

図4-7 頸静脈怒張を疑ったら超緊急! 人を集め、モニター装着、ドクターコール

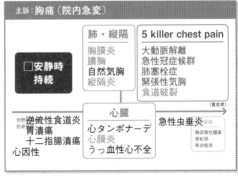

図4-8 安静時持続も、右上の疾患の拾い上げに有効

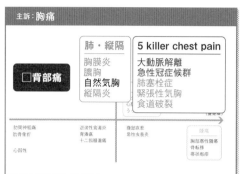

図4-9 背部痛もあり、呼吸性変動がない胸痛なら大動脈解離と考える！

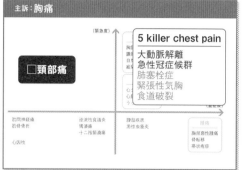

図4-10 明らかな頸部痛もあるなら、大動脈解離と考える！

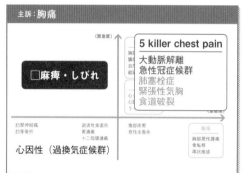

図4-11 明らかな麻痺があれば、大動脈解離と考える！心筋梗塞のときは肩の放散痛程度である

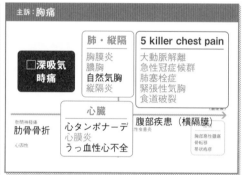

図4-12 大きく吸ったときの胸痛なら、胸膜に接する疾患と考える！緊張性気胸は大きく吸えない

　主訴〈胸痛〉の**レッドフラッグ**🚩で、図4-2の院内急変版の二次元鑑別リストから、どのように疾患が絞り込めるかを可視化しました。非典型例はこれに限りませんが、まずは典型を理解して、各疾患のイメージをつくっていきましょう。

　主訴〈胸痛〉のとき、**レッドフラッグ**🚩頸部痛は秒単位で疾患の絞り込みに使えます。**背部痛、頸部痛**のいずれかがあれば、即座にドクターコールで伝えましょう。医師は**大動脈解離**を考慮するはずです。

> **ポイント**　主訴〈胸痛〉のレッドフラッグ
>
> □突然発症　□冷汗　□安静時持続　□背部痛
>
> □頸部痛　□麻痺・しびれ　□呼吸困難　□頸静脈怒張
>
> □胸痛増悪　□嘔吐　□発熱　□深吸気時の痛み
>
> ＊赤字は 5 killer chest pain を示唆

動画で見る院内急変版 主訴〈胸痛〉
レッドフラッグ🏴特訓スライド ➡

5 主訴〈頭痛〉
～「指示簿の鎮痛薬を内服させます」でいい?～

ここが
目標
○ 主訴〈頭痛〉で大切なレッドフラッグを知る。
○〈頭痛〉でチェックすべきバイタルサインを知る。

さいだー

さて今回は、主訴〈頭痛〉について考えてみましょう。表現が正しいかわからないけれど、頭痛は比較的メジャーな症状で、私たちもよく経験しますね。

私も片頭痛持ちなので、頭痛のつらさはわかります。
つぼみ

確かに馴染みがあるね。鎮痛薬を常備している人も多いし。
さくら

2人が話してくれたように、既往歴があるかは大切な情報です。それに対していつもどのように対処していたかどうかもね。私は病棟スタッフに教育することが多いのですが、主訴〈頭痛〉は意外と鑑別診断が出てきません。よく勉強している人では緑内障が出ましたが、急な頭痛は経験がない人が多いです。これまでに経験したことのない頭痛を「初発の頭痛」と言います。

そんな頭痛に遭遇したことはないですね。でも、私たちがそこまで考えないといけないんですか?

軽い頭痛なら頓服薬で経過観察すればいいと思っていました。

症状を緩和するための頓服薬使用は正解だと思います。ただ、<u>それがいつもの頭痛なのか、別の原因によるものか、アセスメントがあることが大前提です。</u>知っているようで知らない頭痛、二次元鑑別リストで掘り下げてみましょう。この後はもっちー先生の解説です。

主訴〈頭痛〉の考え方は？

もっちー

先日、ある病院で当直していたら、「50歳男性、3時間前からの頭痛で、嘔吐も2回したのでロキソニン®を内服させていいですか？」という電話がありました。血圧を聞くと190/100mmHg、脈拍90/分、体温36.5℃とのこと。頭痛、嘔吐だけでも右上の疾患を考えますが、血圧上昇があれば脳出血・くも膜下出血の除外が必要です。麻痺やしびれがなくても頭蓋内出血は除外できないため、ただちに頭部CTを施行しました。皆さんだったら、どの段階でドクターコールしますか？

　先ほど、入院後の症状について看護師がどこまで考えたらいいかという意見がありました。確かに、看護師は診断をつける職種ではありません。しかし、入院後に見逃してはいけない症状があれば早期に発見し、医師につなげる役割があります。**チーム医療の中で患者の一番近くにいる要の職種**ですから、ケアしながら患者の変化や訴えを聞き、経過観察でいいのか、それとも医師に報告が必要か、まさに日々判断していますね。これが看護師の臨床推論というわけです。

　院内急変では、主訴〈胸痛〉と並んで〈頭痛〉もよくコールがあります。なぜかと掘り下げて考えてみると、例えば〈腰痛〉の訴えなら、いつもと同じくらいであれば筋骨格系由来の腰痛として体位変換などで経過観察することが多いでしょう。これも臨床推論です。主訴〈胸痛〉や〈頭痛〉は、「もしかしたら怖い疾患かもしれないから、ドクターコールしておこう」という意識が働いているのではないかと思います。それでいいのです。

　救急では、どんなときも一番怖い疾患から想起するのが鉄則でしたね。稀であっても、入院中に発症する致死的な疾患もあります。では主訴〈頭痛〉でどんな疾患があるか、特に見逃してはいけない疾患を意識して、書き出してみましょう。

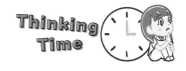

主訴〈頭痛〉の解剖学的アプローチ[2]

○**頭蓋内**

一次性頭痛：緊張型頭痛、片頭痛、群発頭痛

圧排するもの：<u>出血（くも膜下出血、脳出血）</u>、<u>血腫</u>、膿瘍

浮腫（高血圧緊急症含む）、膿瘍、腫瘍など

炎症：髄膜炎、脳炎

○**頭蓋の外**

血管：<u>椎骨動脈解離</u>、<u>大動脈解離</u>

眼：緑内障発作

副鼻腔：副鼻腔炎

歯：齲歯（うし；虫歯）

○**全身性**

低血糖、CO中毒、薬剤性

発熱：インフルエンザ、感冒

＊下線は突然発症する疾患（秒・分単位）

＊灰色表記は＋α（医師向け）

　上記は主訴〈頭痛〉の鑑別疾患を解剖学的にまとめたものです。まずは、どんなアプローチ法があるのか、太字のところだけ眺めてください。細かい疾患は見なくてよいです。鑑別疾患を考えるとき、主訴〈頭痛〉では解剖学的に挙げると漏れにくいです。<u>解剖学的には原因が頭蓋内、頭蓋の外、全身性の３つに分かれます。</u>

　下線は**突然発症（秒単位）**する疾患です。動脈性の疾患は**秒単位の突然発症**です。患者に、「その頭痛は突然でしたか？ 秒単位でしたか？」とまず確認することが大切です。バイタルサインをとりながらでも聞けますね。

救急医の頭の中

　「主訴〈頭痛〉の解剖学的アプローチ」を参考にして、成人の疾病という設定で主訴〈頭痛〉の鑑別疾患と**レッドフラッグ**🚩を二次元鑑別シートに書き出してみましょう。時間があれば皆さんも５分程度で書き出してから読み進めてください。

　図5-1が主訴〈頭痛〉の二次元鑑別リスト、すなわち救急医の頭の中を可視化したものです。字がたくさんですね。30秒、青字のグループ名を眺めるだけで結構です。これは

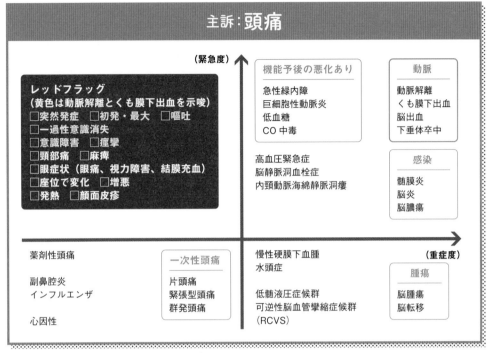

図5-1 主訴〈頭痛〉二次元鑑別リスト[1, 2]

外傷や小児患者では特殊な疾患もあるので、「成人の疾病（非外傷）の救急搬送で何を考えるか」という設定で研修医の教育用に考えた鑑別。右上の疾患は、さらに動脈性疾患、機能予後の悪化の可能性がある疾患、感染症、その他にグループ分けされる。黄色表記の**レッドフラッグ**が1つでもあれば、動脈解離、特にくも膜下出血をまず想起してほかの**レッドフラッグ**も現場で聴き取る。

救急医の頭の中であり、院内急変時にこんなに多くの疾患を想起する必要は全くありませんので安心してください。

　では、急変時に考えるべき主訴〈頭痛〉の二次元鑑別リストを**図5-2**に示します。灰色の疾患は医師版なので気にしないでください。黒字の疾患が、急変で意識してほしい疾患です。この図は覚えることが目的ではなく、見ながら使えるようになることを意識してください。皆さんの脳内にこのような思考回路ができるようにと考えたリストです。大切なのは、患者が頭痛を訴えたときに、優先して確認すべき**レッドフラッグ**を意識できるようになることです。

　感染症では黒字は**髄膜炎**しかありませんが、**脳炎**も**髄膜炎**も、**レッドフラッグ**は徐々に進行する**意識障害**、発熱で共通しているので、**髄膜炎（超緊急）**に代表させているという意味です。入院中の**突然発症**なら、**CO中毒**はまずないという意味で灰色表記にしています。

右側余白：
5
主訴〈頭痛〉

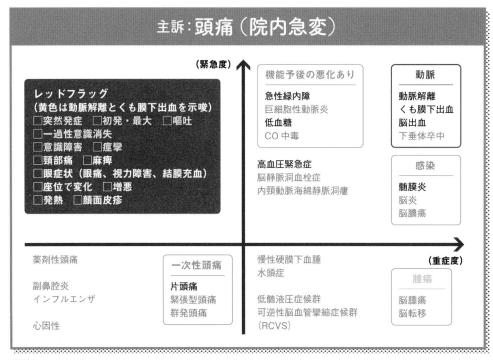

主訴：頭痛（院内急変）

（緊急度）

レッドフラッグ
（黄色は動脈解離とくも膜下出血を示唆）
□突然発症　□初発・最大　□嘔吐
□一過性意識消失
□意識障害　□痙攣
□頸部痛　□麻痺
□眼症状（眼痛、視力障害、結膜充血）
□座位で変化　□増悪
□発熱　□顔面皮疹

機能予後の悪化あり
急性緑内障
巨細胞性動脈炎
低血糖
CO 中毒

動脈
動脈解離
くも膜下出血
脳出血
下垂体卒中

高血圧緊急症
脳静脈洞血栓症
内頸動脈海綿静脈洞瘻

感染
髄膜炎
脳炎
脳膿瘍

薬剤性頭痛

副鼻腔炎
インフルエンザ

心因性

一次性頭痛
片頭痛
緊張型頭痛
群発頭痛

慢性硬膜下血腫
水頭症

（重症度）

低髄液圧症候群
可逆性脳血管攣縮症候群
（RCVS）

腫瘍
脳腫瘍
脳転移

図5-2 主訴〈頭痛〉二次元鑑別リスト（院内急変）

　なお、転倒後に頭痛があれば、ドクターコールしてください。高齢者や、患者が抗血小板薬などを内服しているかも大切な情報で、頭部 CT 施行の閾値が下がります。

　平素から転倒後の観察項目に頭痛を入れていると思いますが、皆さんの病棟ではどうですか？ 転倒後に増悪する頭痛なら**急性硬膜外出血**や**急性硬膜下血腫**が鑑別に挙がり、医師は頭部 CT を考慮します。脳出血を鑑別に挙げれば検査は頭部 CT になるので、外傷による硬膜外出血などは二次元鑑別リストに追記していません。一方、**突然発症**の頭痛後の転倒であれば、図5-2 の中の**動脈性疾患（脳出血やくも膜下出血）**も考えなくてはいけません。頭痛が転倒の前か後か、また経過として増悪しているのかは、とても大切な情報です。

らいめい
雷鳴頭痛（突然発症の頭痛の中でも最たるもの）

定義：突然に出現し、1分未満で痛みの強さがピークに達する重度の頭痛
鑑別疾患
・脳動脈瘤破裂による<u>急性くも膜下出血</u>、未破裂脳動脈瘤
・<u>脳内出血</u>
・頸動脈または椎骨動脈の解離（からの）→急性くも膜下出血、脳梗塞（の合併）
・脳静脈血栓症、下垂体卒中など

　主訴〈頭痛〉では**レッドフラッグ**突然発症、雷鳴頭痛、嘔吐、頸部痛の順に確認すると迅速に致死的な疾患を鑑別することができます。具体的には、**頸部痛があれば動脈解離（大動脈解離からの総頸動脈解離、椎骨動脈解離）**の可能性が上がります。

院内急変版レッドフラッグ特訓スライド

　図5-2の院内急変版の二次元鑑別リストから、**レッドフラッグ**ごとにどのように疾患が絞り込めるかを可視化しました（**図5-3**〜**図5-12**）。非典型例はこれに限りませんが、まずは典型を理解して、各疾患のイメージをつくっていきましょう。左上に示した**レッドフラッグ**と右上の疾患がどのように対応するか、まずは眺めてください。また、疾患を想起したときに、準備する物品、検査がイメージできることを目指しましょう。

　具体的には**脳出血**なら、降圧薬点滴開始や手術になる可能性もあり、採血・末梢ライン確保の準備、CT室への移動の準備などをイメージできますか？

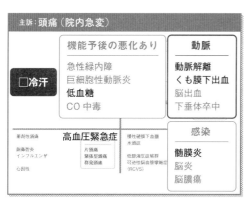

図5-3 接触時、まず冷汗がないか見る

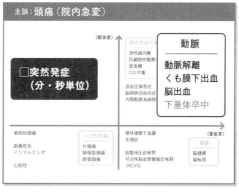

図5-4 秒単位の突然発症なら、出血性病変と考える

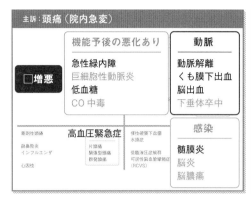

図5-5 頭痛の増悪があれば、緊急対応

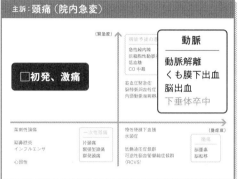

図5-6 頭痛が初発で激痛なら、出血性病変と考える

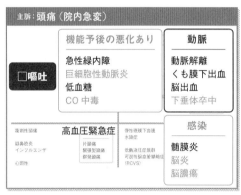

図5-7 頭痛＋嘔吐なら、すぐにドクターコール

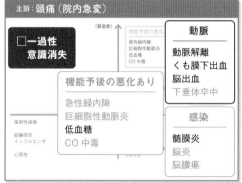

図5-8 一過性意識消失があれば、緊急対応

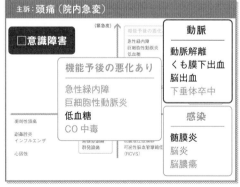

図5-9 意識障害があれば、緊急対応

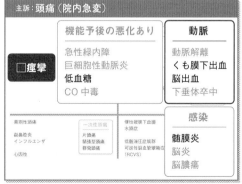

図5-10 痙攣があれば、緊急対応

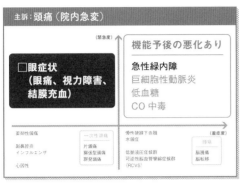

図5-11 眼痛や目がぼやけるなどが診断の鍵

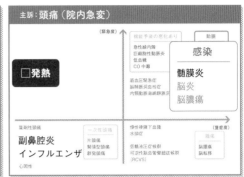

図5-12 発熱も大切な鍵である

5

主訴〈頭痛〉

　院内急変時の使い方としては、主訴〈頭痛〉で明らかに**秒単位の突然発症**なら、嘔吐や麻痺やしびれがなくても、応援を呼び、バイタルサイン（特に血圧、脈拍）を測りながら迷わずドクターコールです。ドクターが到着後にそれ以外、例えば**初めてか**、**激痛**か、**嘔気**はあるかなどを聴き取り、その後、頭部 CT の必要を判断します。もし医師判断で〈頭痛〉が経過観察になったときも、引き続き**レッドフラッグ**🏴を観察項目とした評価を継続してほしいです。それぞれ施設ごとに観察項目が設けられているかもしれませんが、ない場合はこの二次元鑑別リストの**レッドフラッグ**🏴を活用いただければと思います。

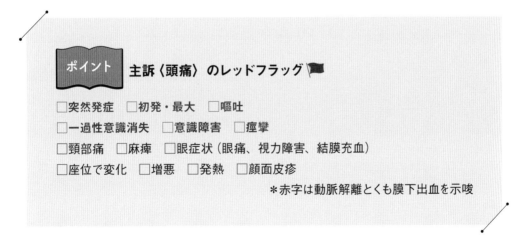

ポイント　主訴〈頭痛〉のレッドフラッグ🏴

☐突然発症　☐初発・最大　☐嘔吐
☐一過性意識消失　☐意識障害　☐痙攣
☐頸部痛　☐麻痺　☐眼症状（眼痛、視力障害、結膜充血）
☐座位で変化　☐増悪　☐発熱　☐顔面皮疹

＊赤字は動脈解離とくも膜下出血を示唆

動画で見る院内急変版 主訴〈頭痛〉
　　　　　　　　　レッドフラッグ🏴特訓スライド ➡

6 主訴〈腹痛〉
〜「お腹が張るので浣腸します」でいい?〜

ここが
目標

- ○ 浣腸が状態悪化を招く可能性を知る。
- ○ 消化器関連以外の疾患を整理できるようになる。
- ○ 主訴〈腹痛〉で大切なレッドフラッグを知る。

さいだー

今回は主訴〈腹痛〉について考えてみましょう。

よくあるのは下痢や便秘とかですね。
つぼみ

確かによく経験するけれど、下痢や便秘の緊急性は高くないですよね? 私は消化管穿孔とか急性虫垂炎を考えるかな。
さくら

なるほど。消化管穿孔と急性虫垂炎は対応が遅れると重症化するから右上の疾患ですね。では、消化器以外だとどんな疾患があるかな?

お腹なのに消化器以外ですか?

そのとおり。お腹と言っても消化器以外の臓器もあるよね。

腹痛＝消化器って思い込んでしまうけれど…。大動脈もありますね。

実は私も…。患者さんも同様で、まさか血管とか生殖付属器とかに異常があるとはすぐに思いつかないんですよね。CT などでもわかるように、腹部にはさまざまな臓器があるから、右上の鑑別診断につながるようなレッドフラッグ▟を押さえていきましょう! この後はもっちー先生の解説です。

救急医の頭の中

 もっちー

> 皆さん、お疲れ様です。入院中の訴えで、腹痛はよくあると思います。多くは院内急変とは捉えずに、便秘と判断したら便秘時の指示に従って下剤内服や浣腸を施行することもありますよね。では、主訴〈腹痛〉の感知ポイントにはどんなものがあるでしょうか？

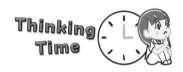

主訴〈腹痛〉の感知ポイント

○主観的
腹（胃）が痛い／腹が張る／息がしづらい
便が出ない／尿が出ない

○客観的
モニター：血圧変化、発熱
観察項目：見る；冷汗、腹部膨隆
　　　　　　　聞く；腹部聴診（蠕動音低下、金属音）
　　　　　　　触る；板状硬、圧痛、反跳痛

●リスクファクター
女性（妊娠）、高齢者、腹部手術歴（腹腔鏡を含む）

　「腹（胃）が痛い」という訴えで、急性心筋梗塞だったということは、実によくあります。患者が上腹部の痛みを訴えたら、まず十二誘導心電図をとるというのが鉄則です。心筋梗塞らしさが乏しくても、痛みのある状態で心電図変化はなかったという証拠を残しておくという意味もあります。特に糖尿病や高齢者では、無痛性心筋梗塞もあり、胸痛はないけれど上腹部の不快感、息苦しさとして訴えることもあります。悩む場合は患者の言葉そのままをドクターコールで伝えてください。

　次に、主訴〈腹痛〉をきたす疾患を考えてみましょう。どんなものがありますか？　救急はどんなときも一番怖い疾患から想起するのが鉄則でしたね。特に見逃してはいけない

疾患を意識して、5分程度で書き出してみましょう。まず自分で想起・アウトプットし、その後、インプットすると効果的です。

主訴〈腹痛〉の解剖学的アプローチ

心血管：急性冠症候群、大動脈解離、腹部大動脈瘤、腸重積
　　　　　上腸間膜動脈血栓症（SMAT）、腎／脾梗塞

消化管：消化管穿孔、虫垂炎
　　　　　上部消化管潰瘍、胆嚢炎
　　　　　イレウス（含・腫瘍）、腹膜炎

腹部実質臓器：膵炎、肝炎

生殖付属器：異所性妊娠破裂、卵巣／精巣捻転

その他：尿閉、腹部悪性腫瘍、腹水、感染症
　　　　　糖尿病性ケトアシドーシス、副腎不全

＊黒字は院内急変でまず想起する疾患
＊灰色は＋α（医師向け）

　上記に解剖学的アプローチで、心血管、消化管、腹部実質臓器、生殖付属器、その他（悪性腫瘍や全身性疾患）に分けて疾患を挙げました。このように、臓器別で考えてみると疾患を想起しやすいです。黒字は院内急変で絶対に見逃してはならない緊急度が高い疾患なので、まず想起する必要があるということです。生殖付属器の疾患も緊急度は高いですが、入院中に合併することは稀なので、ここでは灰色表記としました。腎／脾梗塞や膵炎なども病棟で判断は難しいので医師向けとして灰色表記にしました。

　では主訴〈腹痛〉の救急医の頭の中を見てみましょう。腹部にはたくさんの臓器があり、疾患を絞っても多数になりました。まず **図6-1** は目から離して、どんな枠組みがあるのかだけ眺めてください。**レッドフラッグ** には特に秒単位で評価すべき所見のリストをまとめました。急変を見つけるための武器です。

　図6-1 にはたくさんの疾患が並んでいますが、院内急変の想定で、**突然発症（半日以内**

6

主訴〈腹痛〉

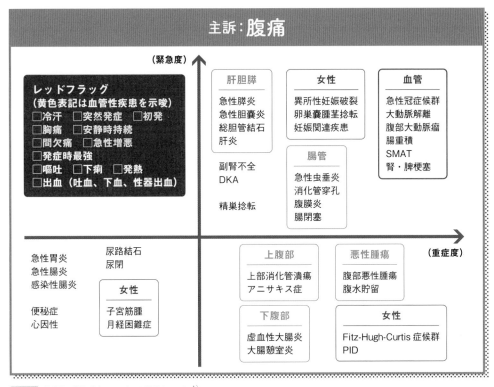

図6-1 主訴〈腹痛〉二次元鑑別リスト [1]

「成人の内因性疾患の救急搬送で何を考えるか」という設定で研修医の教育用に考えた鑑別リスト。救急のはじめの 1 時間で見落としてはいけない疾患を厳選して示した。
SMAT：superior mesenteric artery thrombosis（上腸間膜動脈血栓症）
DKA：diabetic ketoacidosis（糖尿病性ケトアシドーシス）
PID：pelvic inflammatory disease（骨盤内炎症性疾患）

の発症）という**レッドフラッグ**🚩 1 つだけでも、かなり絞り込めます。絞り込んだものを 図6-2 に示します。院内急変時の**引き出し**に相当します。

高齢者で、便秘症のある方の腹痛なら、指示簿のとおり浣腸を使っていいですよね？ こんなときは**レッドフラッグ**🚩はいらないですよね？

 患者背景といつもどおりの痛みの性状から、便秘と判断すれば浣腸を使用しますね。その思考過程も臨床推論です。ただし、便秘と考えても、浣腸する前に慎重に 1 分程度時間を割きましょう。突然発症ではないか、増悪する腹痛ではないかなど、**レッドフラッグ**🚩を聴き取りましょう。疾患を想起できなくても急変を拾い上げられる、という安全装置の意味も**レッドフラッグ**🚩にはあるのです。

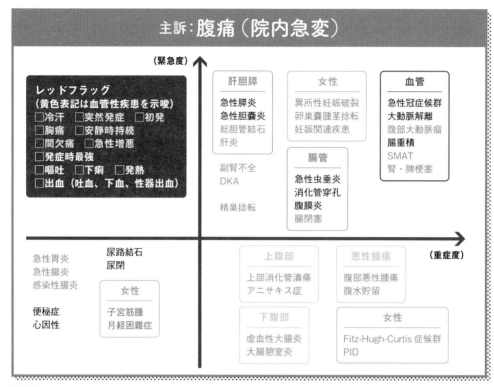

図6-2 主訴〈腹痛〉二次元鑑別リスト（院内急変）

院内急変の場合は、時間・分・秒単位で発症する疾患に絞り込むため、ゆっくり進行する疾患や、入院中に合併する可能性が低い疾患は二軍（灰色）にした。急変時の想起疾患を絞ることで、診断までのスピードを早めることを目指す。**レッドフラッグ🚩**中、黄色表記が1つでも該当したら、右上の血管性病変を迅速に評価する必要がある。ほかの**レッドフラッグ🚩**を確認しながらバイタルサインを測定し、ドクターコールで伝える。

　実は**便秘**ではなく、**腸管穿孔**だということもあります。そんなとき、浣腸を使うと排便を促し、腸管内圧が上がって**腹膜炎**の増悪につながります。平素から「**いつもと同じ程度ですか？**」「**その腹痛は、どんどん悪くなっていないですか？**」「**じっとしていてもずっと続く痛みですか？**」くらいは確認しましょう。また浣腸時には、「**腹痛が強くなったり、息苦しくなったりしたら、夜でもすぐに教えてくださいね**」と**レッドフラッグ🚩**を使って、患者教育をすることができます。

　急変時にたくさん疾患を考えようとすると時間をロスするため、急変だと思ったらまずは **図6-2** であらかじめ絞り込んでおいたリストで考えてみましょう。大事なのは緊急時に迅速に評価できる**レッドフラッグ🚩**を使えるようにすることです。では、続いて**レッドフラッグ🚩特訓スライド**を見ていきましょう。

院内急変版レッドフラッグ特訓スライド

「お腹が痛い」「お腹が張る」などと呼ばれた場合、ベッドサイドに近づきながらまず見て（姿勢、冷汗の有無）、触って（お腹の硬さ）、情報を集めます。次に**レッドフラッグ**▶を聴き取りましょう。**冷汗**があれば、ただちにスタッフを集め、ドクターコールしましょう。**冷汗**は最強の**レッドフラッグ**▶です。心肺停止へ移行する可能性もあります。医師の到着までにモニター装着、十二誘導心電図の準備など、平素から病棟で手順を決めておきましょう。

　次に患者に何を尋ねるか？　また、疾患を想起したときに、準備する物品、検査がイメージできることを目指しましょう。どんな情報があればドクターコールが必要かも意識しながら、まずは眺めてください。

　主訴〈腹痛〉の**レッドフラッグ**▶で、**図6-2**の院内急変版の二次元鑑別リストから、どのように疾患が絞り込めるかを可視化しました（**図6-3**〜**図6-12**）。非典型例はこれに限りませんが、まずは典型を理解して、各疾患のイメージをつくっていきましょう。**図6-2**の院内急変時の二次元鑑別リストにはたくさんの疾患がありましたが、<u>**レッドフラッグ**▶で驚くほど絞り込めることがわかると思います。**レッドフラッグ**▶が正しく聴き取れることが急変評価に役立ちます。</u>

　レッドフラッグ▶は、一つひとつで覚えるものではなく、重要な**レッドフラッグ**▶（**突然発症**や**冷汗**）でまず絞り込んで、そこからさらにほかの**レッドフラッグ**▶を用いて鑑別疾患を絞り込みます。

　図6-3〜**図6-12**では軒並みドクターコールとなっていますが、実際には医師は報告を

6

主訴〈腹痛〉

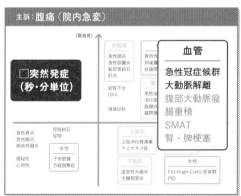

図6-3 まず聴き取るのは突然発症かどうか。秒単位の発症なら評価を急ぐ

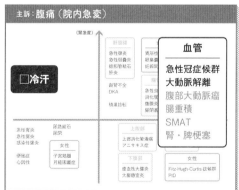

図6-4 冷汗があれば、応援を呼ぶ

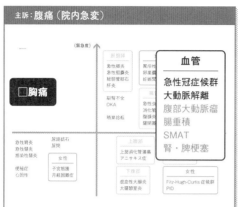

図6-5 腹痛と胸痛があれば、大動脈解離を筆頭に考える。応援を呼び、ドクターコール

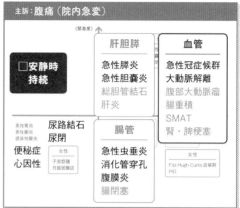

図6-6 安静時持続なら腹痛の程度や性状も聴き取り、程度が強ければドクターコール

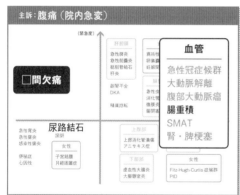

図6-7 間欠痛があれば、時間を記録してドクターコール

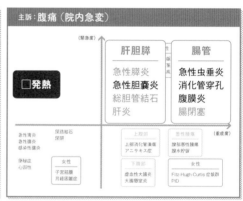

図6-8 腹痛＋発熱があれば、ドクターコール

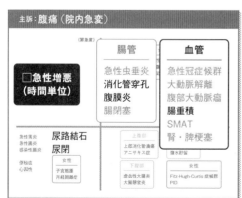

図6-9 急性増悪があれば、ドクターコール

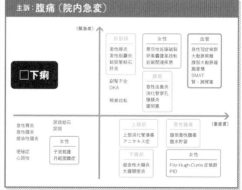

図6-10 下痢があれば、バイタルサインを測りドクターコール

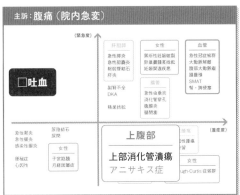

図6-11 吐血があればドクターコール。主訴〈吐血〉として考える

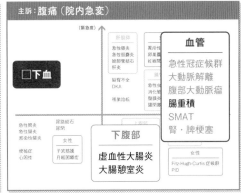

図6-12 下血があればドクターコール。主訴〈下血〉として考える

6

主訴〈腹痛〉

受けた際、バイタルサインもないと緊急度を評価できません。病棟で人を集め、手分けしてバイタルサインを測りながらほかの**レッドフラッグ**🚩も1分程度で聴き取って速やかにドクターコールするという感じです。

ポイント 主訴〈腹痛〉のレッドフラッグ🚩

☐冷汗　☐突然発症　☐初発　☐胸痛　☐安静時持続

☐間欠痛　☐急性増悪

☐発症時最強　☐嘔吐　☐下痢　☐発熱

☐出血（吐血、下血、性器出血）

　　　　　　　　　　　　　　　＊赤字は血管性疾患を示唆

動画で見る院内急変版 主訴〈腹痛〉
　　　　　レッドフラッグ🚩特訓スライド ➡

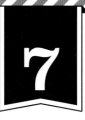

7 主訴〈背部痛〉
～その腰痛、いつもの？～

ここが目標
- ○ 主訴〈背部痛〉のレッドフラッグを知る。
- ○ いつもと違う痛みなら要注意。

さいだー

> 今回は主訴〈背部痛〉について考えてみましょう。ここでは腰痛も背部痛に含めています。

> 背部って具体的にどのあたりを指しますか？ あまり言われたことがなくて。

つぼみ

> 「腰が痛い」は聞く機会が多いんじゃない？ 入院前から腰痛持ちだったり、ベッド上安静が続いたりする患者さんなどから、訴えを聞く機会はよくあります。

さくら

> そうですね。背部は背中全体を指します。後頸部から腰部も含みますので、範囲としては広いですね。人によって表現は異なるため、具体的にどこが痛いかを特定する必要があります。

> 確かに背中って自分で見ることはできないし、場所によっては指差すのも難しいですね。

> つぼみさん、いい視点ですね。確かに背部は自分で確認できないので、目で観察することも重要。発赤や紫斑などがあれば外的要因も鑑別に挙がりますし、私は背部痛を主訴に来院した患者さんが実は帯状疱疹だった、という経験もあります。また、新たな褥瘡だったこともあります。看護職は清拭の際などに全身観察の機会があるので、何か所見があれば医師と共有することが大事ですね。背部には、筋骨格系以外にもさまざまな臓器による症状が現れるので、難しいですが引き出しを増やしていきましょう！

> 私はギックリ腰（急性腰痛症）を起こしたことがあるので、どうしても筋骨格系をイメージしてしまいます…。

> 看護師と腰痛は切っても切れない関係ですからね（笑）。待てるケースも多いかもしれませんが、緊急性の高い疾患も多いです。頭を整理しながら、二次元鑑別リストを確認していきましょう。では、この後はもっちー先生の解説です。

救急医の頭の中

　今回の主訴〈背部痛〉は腰痛も含めた概念として扱います。ざっくり言うと、背部の上側は下側（腰痛）より致死的な疾患が多いです。圧倒的に多い疾患は、急性腰痛症です。しかし、入院患者が〈背部痛〉を訴えたとき、「急性腰痛症だろうから痛み止めの指示を使おう」という思考だと急変を見逃すこともあります。見逃してはいけない疾患は何でしょうか？

　では、まず主訴〈背部痛〉を感知するポイントから考えましょう。どんな訴えや客観的指標で急変を見つけられるでしょうか？ 思い浮かべてみてください。

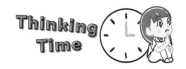

主訴〈背部痛〉の感知ポイント

○**主観的**
背中が痛い／腰が痛い、腰が重い、同じ姿勢がつらい

○**客観的**
モニター：血圧変化、脈圧増大
観察項目：見る；外傷（転倒など）、冷汗、皮疹
　　　　　　聞く；聴診（呼吸音、心音）
　　　　　　触る；しびれ・麻痺、脊椎・肋骨の圧痛

＊灰色表記は＋α（医師向け）です。余力があれば行ってください。

　次に、主訴〈背部痛〉をきたす疾患を考えてみましょう。どんなものがありますか？

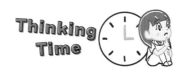

主訴〈背部痛〉の解剖学的アプローチ[2]

皮膚・神経：帯状疱疹、肋間神経痛

骨・軟部組織：急性腰痛症、化膿性脊椎炎、骨折、骨転移、<u>腸腰筋膿瘍</u>

動脈：大動脈解離、急性冠症候群、<u>異所性妊娠破裂</u>※（出血）

臓器：胆嚢炎※、膵炎、腎盂腎炎、<u>腎膿瘍</u>、腎梗塞

胸：気胸、胸膜炎、膿胸

悪性腫瘍：骨転移、多発性骨髄腫、膵・腎癌

＊黒字が院内急変でまず想起すべき疾患
＊下線の疾患は腰痛の訴えが多い。
※印は腹痛が主訴であることが多い。

　解剖学的アプローチで救急において医師が想起すべき疾患を挙げました。このように臓器別で考えてみると、疾患をリスト化しやすいです。下線の疾患は背部痛よりも腰痛として訴えが多い疾患です。黒字は院内急変で絶対に見逃してはならない致死的な疾患だという位置づけです。灰色表記の疾患は、発症が突然ではない（目安は半日以上）ため、院内急変で真っ先に考えるべき疾患から外しました。見逃してよい疾患では決してありません。

　では主訴〈背部痛〉での救急医の頭の中を見てみましょう。たくさん疾患がありますが、まず図7-1は眺めるだけにしましょう。急変時の観察項目が、**レッドフラッグ**🚩です。<u>特に秒単位で評価すべき所見をリスト化しました。急変を見つけるための武器です。</u>

　ここにはたくさんの疾患が並んでいますが、**突然発症（数時間単位）**という**レッドフラッグ**🚩1つだけでも、かなり絞り込めます。絞り込んだものを図7-2に示します。これが院内急変時の**引き出し**に相当します。

　真っ先に一軍を評価し、該当するものがなければ二軍も考えてみるという意味で灰色表記で残しています。図7-2の**レッドフラッグ**🚩中、黄色表記の所見は**動脈性疾患（大動脈解離、急性冠症候群）**を示唆するため、急変時迅速に評価すべき観察項目です。1つでも該当したらドクターコールで伝えましょう！

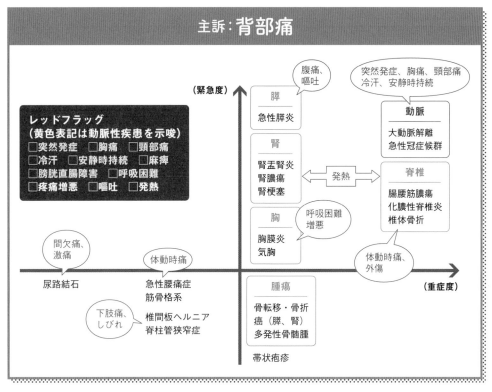

図7-1 主訴〈背部痛〉二次元鑑別リスト[1]

「成人の内因性疾患の救急搬送で何を考えるか」という設定で研修医の教育用に考えた鑑別リスト。**レッドフラッグ**🚩の一部（赤字）、それ以外のチェックポイント（青字）を右上の欄の中に書き込んである。脳にこのようなイメージをつくっておくと、急変時に秒単位で情報を集め、迅速に評価できる。

症例

　　主訴〈腰痛〉で救急搬送された 40 代の男性。「痛い」と言いながらストレッチャーから勝手に降りて歩き回っているので、鎮痛薬を挿肛して帰宅とした。しかし数日後、再度救急搬送され、今度は「いつもの枕が合わない」という訴え。発熱もあったので MRI まで施行したところ、化膿性脊椎炎の診断となった。「いつもの枕が合わない」は、安静時持続を意味していた。この症例で、「動くと痛い腰痛」は、急性腰痛症だけではないのだと深く反省した。

枕が合わない…。こんな一言が大事なんですね！

もっちー

毎回、患者さんから教わる。それが臨床ですね。決めつけは厳禁だなあと思いました。どんなときでも主訴ごとの**レッドフラッグ**🏴をひととおり聴き取ることで、急変を拾い上げられるという意味を持っています。

　急変時にたくさん疾患を考えようとすると、時間をロスするため、急変と思ったらまずは図7-2であらかじめ絞り込んでおいたリストで考えてみましょう。大事なのは緊急時に迅速に評価できる**レッドフラッグ**🏴を使えるようにすることです。では、続いて**レッドフラッグ**🏴**特訓スライド**を見ていきましょう。

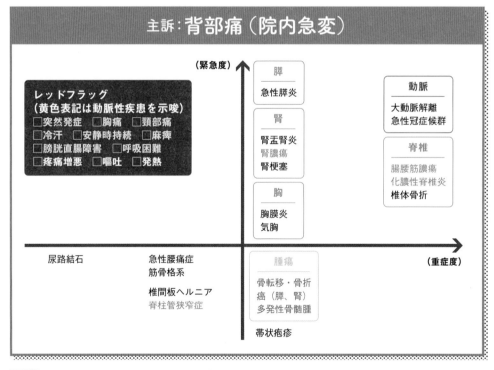

図7-2 主訴〈背部痛〉二次元鑑別リスト（院内急変）
院内急変の場合は、時間・分・秒単位で発症する疾患に絞り込むため、ゆっくり進行する疾患や、入院中に合併する可能性が低い疾患は二軍に落とすという意味で灰色表記にした。

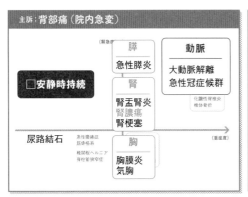

図7-7 安静時持続は左下の整形疾患の除外に有効

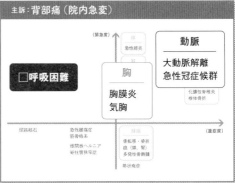

図7-8 呼吸困難があれば右上の疾患に絞れる。強い疼痛で生じることもある

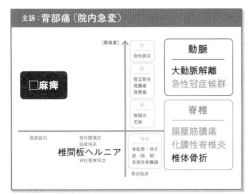

図7-9 対麻痺があれば一過性でも大動脈解離を考える！

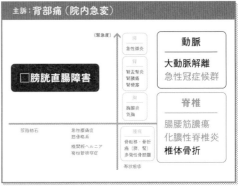

図7-10 尿意・便意なければ大動脈解離から考える！（脊髄横断麻痺による症状の可能性あり）

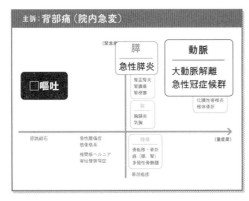
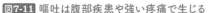

図7-11 嘔吐は腹部疾患や強い疼痛で生じる

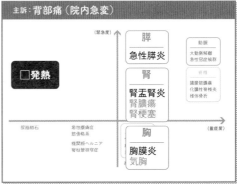

図7-12 発熱があれば、炎症性疾患を精査する

　主訴〈背部痛〉の**レッドフラッグ**で、**図7-2**の院内急変版の二次元鑑別リストから、どのように疾患が絞り込めるかを可視化しました。非典型例はこれに限りませんが、まずは典型を理解して、各疾患のイメージをつくっていきましょう。左上に示した**レッドフラッグ**と、右上の疾患がどのように対応するか、まずは眺めてください。

7

主訴〈背部痛〉

ポイント　　**主訴〈背部痛〉のレッドフラッグ**

□突然発症　□胸痛　□頸部痛　□冷汗

□安静時持続　□麻痺　□膀胱直腸障害　□呼吸困難

□疼痛増悪　□嘔吐　□発熱

＊赤字は動脈性疾患を示唆

動画で見る院内急変版 主訴〈背部痛〉
　　　　　　レッドフラッグ特訓スライド ➡

8 主訴〈めまい〉
～危険なめまいを見つけるための質問は？～

ここが目標
- 血管迷走神経反射・起立性低血圧以外の鑑別を知る。
- 主訴〈めまい〉のレッドフラッグを知る。
- 〈めまい〉でチェックすべきバイタルサインを知る。

さいだー

今回は主訴〈めまい〉について考えてみましょう。

離床訓練のときにふらついた、という場面はよくあります。

つぼみ

「さっきめまいがした」みたいなことは聞いたことがあるけれど、安静にしていたら良くなったことが多いです。

さくら

入院中に発症するケースは少ないかもしれませんね。私が救急外来で勤務していたときにはめまいを主訴に来院する人は多かったけれど、入院中の発症は経験が少ないです。めまいの原因がはっきりしないケースもありますし。

めまい、手強いですね。そもそも寝ている方が多いですし。

そうかもしれない。例えば、転倒してしまった患者さんに経過を聞いてみると、「トイレに行こうと歩いていたらふらっとして、そのまま倒れた」なんていう症例、聞いたことはありませんか？

あります。それもめまいですか？

可能性はありますね。めまいにも見逃してはいけない**レッドフラッグ**🚩があります。あまり経験しないからこそ、緊急性の高い右上の疾患を見逃さないよう勉強しましょう。この後はもっちー先生の解説です。

主訴〈めまい〉の考え方は？

 もっちー < 主訴〈めまい〉は苦手なようですね。では皆で救急脳を鍛えましょう！

　まず、主訴〈めまい〉にたどり着く患者の訴えには、どんなものがあるでしょう？ 先ほど、さいだー先生から解説がありましたが、「めまい」以外にも「ゆらゆらして気分が悪い」「気が遠くなる感じ」「ふらつく」などいろいろな表現があります。ただし気が遠くなって一過性に意識をなくしたときは、主訴〈一過性意識消失〉として考えます。また動悸があるなら主訴〈動悸〉として対応していきます。より大切な症状（疾患が絞り込みやすい症状）を主訴として取り上げます。患者から同時にいろいろな訴えがあるときは、無理に1つの主訴にせず、患者の訴えのまま医師に報告してください。例えば〈めまい〉と〈右に傾く〉ならそれだけで中枢性めまいの臨床診断になります。複数の手がかりがあることで疾患が絞り込めるのです。**レッドフラッグ**🚩を聴き取るスキルを身に付けましょう！

　さて救急では、どんなときも一番怖い疾患から想起するのが鉄則でしたね。では主訴〈めまい〉でどんな疾患があるか、特に見逃してはいけない疾患を意識して、書き出してみましょう。

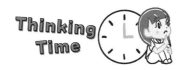

主訴〈めまい〉の解剖学的アプローチ

中枢性めまい：脳出血、脳梗塞、大動脈／椎骨動脈解離
（小脳／脳幹の）　脳腫瘍、多発性硬化症

末梢性めまい：聴神経腫瘍
　　　　　　　　BPPV、前庭神経炎、メニエール病、突発性難聴

失神性：致死性不整脈、貧血、脱水、起立性低血圧
　　　血管迷走神経反射

その他：低血糖、電解質異常、高血圧緊急症、低血圧、薬剤性
心因性

＊下線は突然発症する疾患（秒・分単位）
＊灰色表記は＋α（医師向け）

主訴〈めまい〉の鑑別疾患を解剖学的にまとめました。まずは、どんなアプローチ法があるのか、黒字のところだけ眺めてください。細かい疾患は見なくていいです。

　主訴〈めまい〉は中枢性（脳）、末梢性（内耳）、失神性、その他に分けて考えます。一般臨床で多い順は、末梢性＞失神性＞中枢性の順です。「主訴〈めまい〉の解剖学的アプローチ」の下線の疾患は、**秒単位で突然発症**するものです。動脈性の疾患は**秒単位の突然発症**です。患者に「そのめまいは突然起こりましたか？　秒単位でしたか？」「何をしているときに起こりましたか？」とまず確認することが大切です。バイタルサインをとりながらでも聞けますね。

　多い疾患は頭位変換後に出現し、安静で完全に消失する回転性めまい（BPPV）*です。しかし、**突然発症**で**安静臥床でも持続**するめまいなら中枢性めまいの除外が必要なので、ただちにドクターコールしてください。

救急医の頭の中

　「主訴〈めまい〉の解剖学的アプローチ」を参考にして、成人の疾病という設定で主訴〈めまい〉の鑑別疾患と**レッドフラッグ**を二次元鑑別シートに書き出してみましょう。時間があれば皆さんも5分程度で書き出してから読み進めてください。

　図8-1が主訴〈めまい〉の二次元鑑別リスト、すなわち救急医の頭の中を可視化したものです。字がたくさんで嫌になりますね。ですが10秒眺めるだけで結構です。

　図8-1ではたくさん疾患が書いてありますが、これは救急医の頭の中であり、院内急変時にはこんなに多くの疾患を想起する必要は全くありません。救急医は疾患分類と**レッドフラッグ**の整理が無意識下にできているので、急変時にキーワードで臨床推論を行い、2〜3の鑑別疾患に絞れるのです。院内急変時に考えるべき主訴〈めまい〉の二次元鑑別リストを図8-2に示します。黒字が院内急変で意識してほしい疾患です。

　この図は覚えることが目的ではなく、見ながら使えるようになることを意識してください。皆さんの脳内にこのような思考回路ができるように考えたリストです。大切なのは、患者がめまいを訴えたときに、優先して確認すべき**レッドフラッグ**を意識できるようになることです。

　発症様式として、**秒単位の突然発症**でただちに完成した、安静でも完全に消失しないめ

　BPPV：benign paroxysmal positional vertigo（良性発作性頭位めまい症）

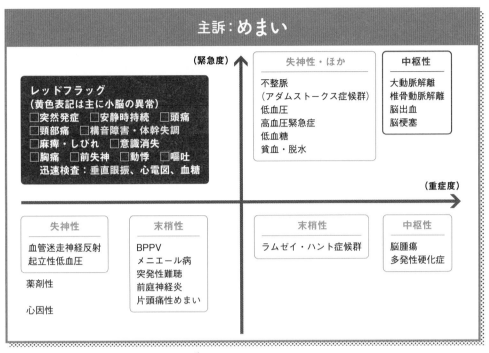

図8-1 主訴〈めまい〉二次元鑑別リスト[1]

外傷や小児患者では特殊な疾患もあるので、「成人の疾病（非外傷）の救急搬送で何を考えるか」という設定で研修医の教育用に考えた鑑別リスト。右上の疾患は、中枢性、失神性にグループ分けされる。黄色表記の**レッドフラッグ**🚩が1つでもあれば、小脳の異常を示唆するのですぐにドクターコールする。

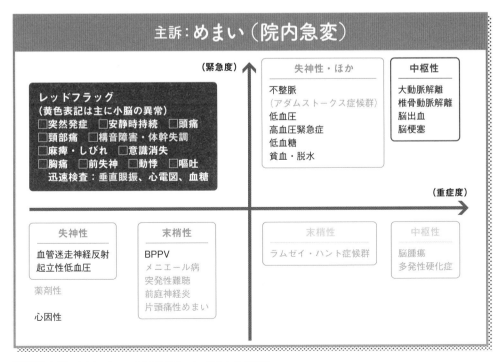

図8-2 主訴〈めまい〉二次元鑑別リスト（院内急変版）

主訴〈めまい〉

8

まいの場合は**脳血管障害**で重症です。**中枢性めまいの特徴は、安静時も持続するめまい**です。**末梢性めまい**の代表は**BPPV**ですが、この場合は頭位変換後10秒程度で出現するめまいで、安静では数分以内に完全に消失するのが典型です。院内急変では、バイタルサインを測る間、じっとしていても消えないめまいなら、ドクターコールしましょう。なお**中枢性めまい**であっても、安静で軽度改善*することもありますが、通常は完全に消失しません。**完全にめまいが消失するかしないかが、最大のポイント**です。

図8-1で多い順は**末梢性＞失神性＞中枢性**で、そのほかに**心因性**もあります。院内急変で迅速に拾い上げねばならないのは**中枢性めまい**と、致死的な**失神性めまい**（特に**致死性不整脈**）です。めまいの性状を聞きたくなりますが、患者から聴き取った情報だけでめまいの鑑別は困難であり、最近ではめまいの性状は細かく聞かずに、新たに出現した脳神経症状、頭痛、運動失調（特に小脳症状としてふらつき、呂律が回らないなどの構音障害）をまず聞くべし、と言われています。

 もっちーのワンポイント講座

主訴〈めまい〉の評価

突然発症か？ 安静で完全になくなるのか？ 頭痛、頸部痛、胸痛はないか？の順に確認すると、迅速に鑑別できます。ただし、主訴〈めまい〉は非典型的な症状を呈することも多いため、明らかに突然発症しためまいであれば、コンサルトが望ましいです。

致死的ではないがよくある疾患、BPPVの見分け方（頭位変換後10秒程度で出現するめまい、安静では数分以内に完全に消失するのが典型）を知っておくとよいでしょう。

院内急変版レッドフラッグ特訓スライド

図8-2の院内急変版の二次元鑑別リストから、**レッドフラッグ**🚩ごとにどのように疾患が絞り込めるかを可視化しました（**図8-3**〜**図8-12**）。非典型例はこれに限りませんが、まずは典型を理解して、各疾患のイメージをつくっていきましょう。左上に示した**レッドフラッグ**🚩と、右上の疾患がどのように対応するかまずは眺めてください。また、疾患を想起したときに、準備する物品、検査がイメージできることを目指しましょう。

 BPPVに対して、MPPV（malignant paroxysmal positional vertigo；悪性発作性頭位めまい）と言われる。

主訴〈めまい〉

8

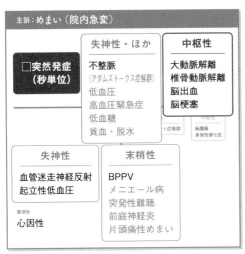

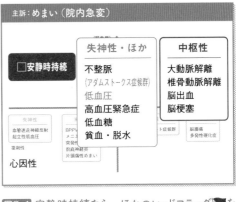

図8-3 突然発症で秒単位の発症なら応援を呼ぶ

図8-4 安静時持続なら、ほかのレッドフラッグ■を評価する

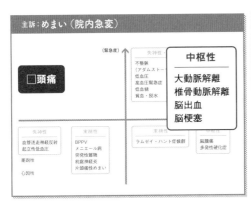

図8-5 頭痛があれば、中枢性が濃厚。ドクターコール

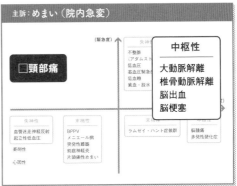

図8-6 頸部痛があれば、中枢性。ドクターコール

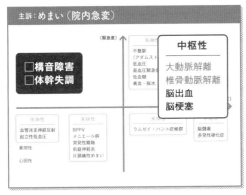

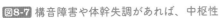

図8-7 構音障害や体幹失調があれば、中枢性

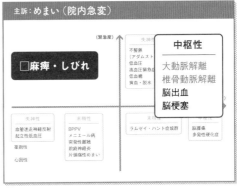

図8-8 麻痺・しびれがあれば、中枢性

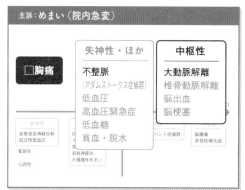

図8-9 胸痛があればドクターコールし、心電図準備

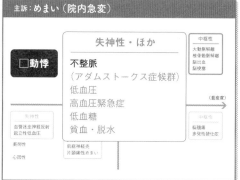

図8-10 動悸があればドクターコールし、心電図準備

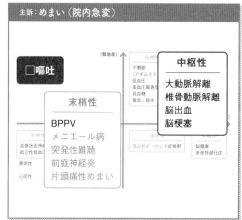

図8-11 嘔吐があれば、中枢性から考える

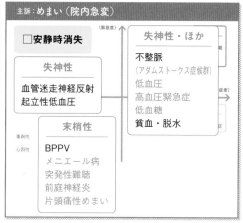

図8-12 安静時完全消失なら、安心要素にはなる（黄色フラッグ相当）。しかし、ほかのレッドフラッグ🚩評価は継続する

　具体的には、中枢性や失神性を疑ったらバイタルサインを確認し、心電図の準備も考えましょう。

> ### ポイント　主訴〈めまい〉のレッドフラッグ
>
> □突然発症　□安静時持続　□頭痛
>
> □頸部痛　□**構音障害・体幹失調**
>
> □麻痺しびれ　□意識消失　□胸痛
>
> □前失神　□動悸　□嘔吐
>
> 迅速検査：垂直眼振、心電図、血糖
>
> ＊赤字は小脳の異常を示唆

8

主訴〈めまい〉

動画で見る院内急変版 主訴〈めまい〉

　　　　　レッドフラッグ 特訓スライド　➡

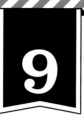

9 主訴〈片麻痺〉
～「ご飯を残す」は食欲低下？～

ここが目標
- ○ 麻痺の評価法を知る。
- ○ 主訴〈片麻痺〉のレッドフラッグを知る。

さいだー
> さて今回は、主訴〈麻痺〉について考えてみましょう。病棟で新たに発症した麻痺を見つけたことはありますか？

つぼみ
> 頭痛や意識障害があって麻痺があるか調べる、ということはありました。

さくら
> そうですねえ。転倒後は麻痺が出ないかも評価項目に入っていますが、そんなときも高齢者や認知症の患者さんでは指示が入らないので評価は難しいですね。

> 確かにね。オムツ交換のときなどは下肢の膝立てで左右差が明らかならわかりますが、本人が訴えられないときの発見は難しいですね。新規の麻痺があればドクターコールが必要です。これまでは主訴別の解説でしたが、今回はまず麻痺を発見するところが最大のポイントですね。では、もっちー先生に聞いてみましょう！

もっちー
> 思い出深いエピソードがあります。後期研修医時代のある日の夕食時、足趾の壊疽で入院中の70歳男性のベッドサイドに行くと、座位で起きていましたが、呼びかけに返事がありません。視線はしっかり合うのに、「どうしましたか？」と聞いても、ムッとした表情で返事がないのです。前日夜に今後の厳しい状況について家族を交えてお話ししたばかりでした。「私に怒っているのかな？」と思って聞いても返事はありません。担当看護師さんは「今日は昼からご飯を食べてくれないんですよ」とのこと。お腹は硬くないし、圧痛もない様子。夕食が机に置いてあったので、「食べられますか？」とスプーンで口に運ぶと、拒むことなくモグモグと食べました。「あれ、なんか変だ！」と思って両手の麻痺所見を見たところ、右手に不全麻痺がありました。画像診断の結果、左

大脳の脳梗塞でした。利き手の麻痺でスプーンが持てなかったのです！ そして返事がないのは失語、怒って見えたのは片側の顔面神経麻痺だったのです！ この患者さんはもともと糖尿病があり、透析中でした。血管病変がいつ起こってもおかしくないと認識していたものの、このとき重症感はありませんでした。「怒っているのかな？」という思い込みで終わらせないで、本当によかったと思いました。<u>「おかしい」と本人が自覚できても、積極的に訴えない場合もあることを強く心に刻みました。</u>

 そんなことがあったんですね。多忙な業務の中で、予期しない合併症の発見という役割をどう果たせるか、私たちも考えないといけないなあと思いました。

 そうですね。またしても育児と同じ視点ですが、「普段できていることが、急にできなくなったら、変だぞ！」ということですね。麻痺以外に激痛や冷汗があれば、ただちにドクターコール、落ち着いていればバイタルサインをとったり簡単に全身を見てからドクターコール。その加減が難しいと思います。二次元鑑別リストを使って平素から**レッドフラッグ**🏴の迅速な聴取を訓練しましょう。

主訴〈麻痺〉の見つけ方

　患者はいつでも自分から正しく訴えられるわけではありません。では、どうやってベッドサイドで〈麻痺〉を見つけたらよいのか、考えてみましょう。

ベッドサイドでの麻痺の評価方法

①まずは、患者に聞いてみる。
　「いつもと違うところはないですか？」。これは毎日使えるフレーズですね。〈麻痺〉について尋ねるときは、より具体的に「いつもと違って、動きにくいところやしびれるところはありませんか？」と聞きましょう。これなら、処置をしながら聞けますね。「いつもと違う」。このフレーズを入れないと、数年前から変化のない症状などを聞くことになってしまうので、「いつもと違う」という一言は大切です。秒単位の発症なら、ドクターコールです。

②バレーテスト

　上肢の軽度の麻痺を見る方法です。指示に従えることが条件です。座位で90度（床に平行）、臥位では45度、上肢を挙上してもらいます。

「『ちょうだい』するように、両手をまっすぐに伸ばしてください」（やってみせる、または手を添えてその形を作る）

「はい、目を閉じて。このまま10数えるまで頑張りますよ〜」（ゆっくり10数える）

　見える状態で行うと、患者が補正することもあるため、目を閉じてもらいます。

「はい、いいですよ〜。お疲れ様でした」（麻痺があっても良いフィードバックにする）

【判定】

・バレー徴候陰性：上肢に左右差・下垂がないとき、麻痺がないと判断する。

・バレー徴候陽性：麻痺側は回内しながら、徐々に落ちる。ごくわずかな麻痺では、小指が環指から離れるだけで、回内を認めないこともある（第5指徴候陽性）。上肢の錐体路障害では回外筋より回内筋の緊張が強くなり、伸筋よりも屈曲筋の緊張が強くなるための所見である。

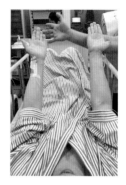

バレーテスト

バレーテスト
（第5指徴候陽性）

③下肢膝立ち

　意識が悪くても、ある程度の麻痺の左右差があれば所見を見ることができる方法です。転倒後や外傷後で、下肢に痛みがあるときは行わないでください。

　仰臥位で、両膝を他動的に立てて押さえます。同時に押さえた手をはずします。膝が外側に倒れた方、ストンと下肢が伸びた方を麻痺ありと判断します。

主訴〈片麻痺〉＝脳卒中ではない！

　今回のテーマは主訴〈片麻痺〉です。麻痺の中に片麻痺があります。片麻痺（hemiplegia）の定義は「一側性（右または左）に見られる上下肢の運動麻痺」です。正しい読み方は「へんまひ」ですが、電話では口頭で伝わりやすい「かたまひ」で構いません。

片麻痺といえば脳が原因ですよね？

はい、主な原因は脳です。片麻痺で絶対に見逃してはいけない疾患は、急性大動脈解離（大動脈解離）、そして低血糖です。脳梗塞の原因が大動脈解離ということもあり、救急医は大動脈解離を見逃してはいけないと、常に緊張して診療しています。では救急医の頭の中を解説しましょう！

主訴〈片麻痺〉の鑑別疾患

主訴〈片麻痺〉の鑑別疾患について考えてみましょう。

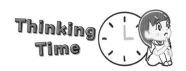

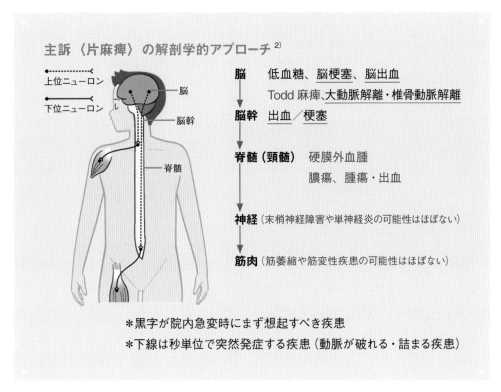

主訴〈片麻痺〉の解剖学的アプローチ[2]

上位ニューロン
下位ニューロン

脳

脳幹

脊髄

脳	低血糖、脳梗塞、脳出血
	Todd麻痺、大動脈解離・椎骨動脈解離
↓	
脳幹	出血／梗塞
↓	
脊髄（頸髄）	硬膜外血腫
	膿瘍、腫瘍・出血
↓	
神経	（末梢神経障害や単神経炎の可能性はほぼない）
↓	
筋肉	（筋萎縮や筋変性疾患の可能性はほぼない）

＊黒字が院内急変時にまず想起すべき疾患
＊下線は秒単位で突然発症する疾患（動脈が破れる・詰まる疾患）

　下線は**突然発症**する疾患です。動脈性の疾患は**秒単位の突然発症**です。患者に、「その麻痺は突然なりましたか？ 秒単位でしたか？」とまず確認することが大切です。バイタルサインをとりながらでも聞けますね。

「主訴〈片麻痺〉の解剖学的アプローチ」は主訴〈片麻痺〉の鑑別疾患を解剖学的にまとめたものです。一般的に麻痺は骨格筋の運動障害なので、解剖学的に脳・脳幹、脊髄、神経、筋肉の経路のどこかに原因があります。このうち、片麻痺を呈するものでは、脳・脳幹と頸髄に病変が絞られます。そして秒単位で発症するのものは主に、「動脈が破れる・詰まる疾患」（下線）に絞られます。どうですか？ 切り口はこれだけです。脊髄では上肢の運動を司る神経は頸髄の高さなので、頸髄を外から圧排するものがあると錐体路の神経が圧迫されて麻痺の症状が出ます。頭頸部で圧排する力を持つのは、血、腫瘍、膿、水（頭部なら脳脊髄液や浮腫など）しかないので、それぞれ「疾患は何か？」と連想しながら考えていきます[2]。

救急医の頭の中

今回は救急医の頭の奥の方まで解説しています。難しい人は、下線部だけを理解できれば結構です。では「主訴〈片麻痺〉の解剖学的アプローチ」を参考にしながら成人の疾病という設定で、主訴〈片麻痺〉の鑑別疾患と**レッドフラッグ**🚩を二次元鑑別シートに5分間で書き出してみましょう。時間がない人は10秒だけでもいいので、主に**レッドフラッグ**🚩を思い浮かべてください。

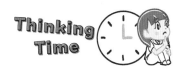

さあ、**レッドフラッグ**🚩はいくつ書けましたか？ では、救急医の頭の中を見てみましょう。図9-1 が主訴〈片麻痺〉の二次元鑑別リスト、すなわち救急医の頭の中を可視化したものです。字がたくさんですね。30秒眺めるだけで結構です。

図9-1 の二次元鑑別リストは医師版です。院内急変版（図9-2）では、それまで落ち着いていた患者に半日以内で発症した想定で念頭に挙げるべき疾患を黒字で示しました。疾患の数が半分程度になりましたね！ 図9-1 にはたくさん疾患が書いてありますが、これは救急医の頭の中であり、病棟急変時にはこんなに多くの疾患を想起する必要は全くありませんので安心してください。院内急変では、まず麻痺を認めたら、医師コンサルトで結構です。ただ、麻痺の中でも片麻痺ならば、1分1秒を争う疾患、**大動脈解離**の可能性もあるため、患者に胸痛や頸部痛などの**レッドフラッグ**🚩があれば**大動脈解離**からの**脳梗塞**合併による片麻痺かもしれないと想起して、医師に所見を伝えてください。

ちなみに片麻痺の代表疾患、**脳出血**と**脳梗塞**の鑑別は、現場で考える必要はありません。

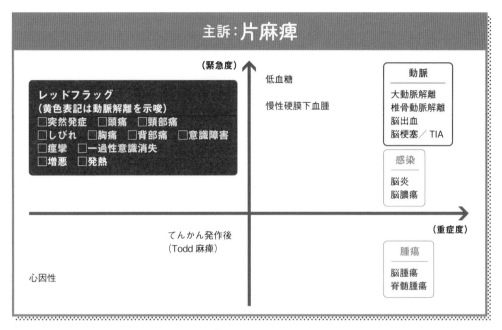

図9-1 主訴〈片麻痺〉の二次元鑑別リスト[1]

外傷や小児患者では特殊な疾患もあるので、「成人の疾病（非外傷）の救急搬送で何を考えるか」という設定で研修医の教育用に考えた鑑別リスト。右上の疾患は、出血性病変（太枠内）、脳梗塞／TIA、低血糖に分類した。大動脈・椎骨動脈の解離から脳梗塞となって片麻痺を呈することが稀にある。
TIA（transient cerebral ischemia）：一過性脳虚血発作

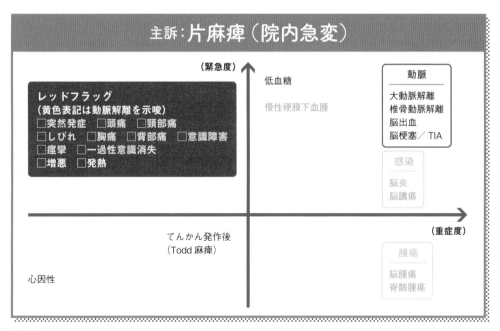

図9-2 主訴〈片麻痺〉の二次元鑑別リスト（院内急変）

なぜなら医師も頭部 CT をとるまで確定診断できないからです。一般的に**脳梗塞**に頭痛はありません。稀に**脳梗塞**（脳幹・小脳）の原因が**椎骨動脈解離**のときに頸部痛や後頭部痛を訴えることがあります。脳出血のときの頭痛の程度は人によりさまざまで、「頭痛がないから**脳梗塞**だ」とも言えません。**大切なのは胸痛、背部痛、頸部痛があれば「脳梗塞、脳出血だけでないぞ！」という思考のギアチェンジをすること**です[2]。

　主訴〈片麻痺〉ではバイタルサイン（意識障害）、眼位や瞳孔などの身体所見とともに、**突然発症、冷汗、疼痛（胸痛、背部痛、頸部痛、頭痛）、嘔吐**の順に確認すると秒単位で致死的な疾患を鑑別することができます。**痙攣、一過性意識消失**も目撃者がいれば迅速に聴き取りましょう[2]。

　図9-2 は覚えることが目的ではなく、見ながら使えるようになることを意識してください。皆さんの脳内にこのような思考回路ができるように考えたリストです。大切なのは、患者が麻痺（手足の動きにくさ）や頭痛を訴えたときに、優先して確認すべき**レッドフラッグ**🚩を意識できるようになることです。

院内急変版レッドフラッグ特訓スライド

　図9-2 の二次元鑑別リストから、**レッドフラッグ**🚩ごとにどのように疾患が絞り込めるかを可視化しました（図9-3 ～ 図9-12）。非典型例はこれに限りませんが、まずは典型を理解して、各疾患のイメージをつくっていきましょう。左上に示した**レッドフラッグ**🚩と、右上の疾患がどのように対応するか、まずは眺めてください。また、疾患を想起したときに、準備する物品、検査がイメージできることを目指しましょう。

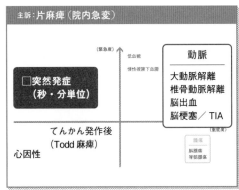

図9-3 まず、秒・分単位の突然発症であれば緊急対応！

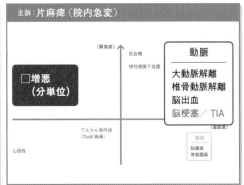

図9-4 分単位の増悪があれば、頭蓋内出血！

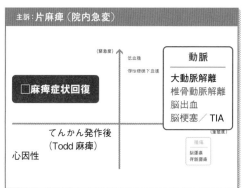

図9-5 麻痺症状が分単位で回復するとき、大動脈解離を疑え！

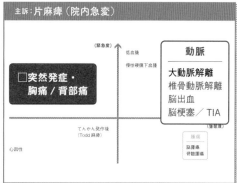

図9-6 突然発症＋胸痛／背部痛があれば、大動脈解離から！

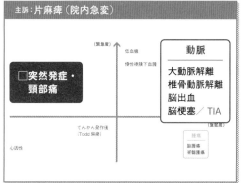

図9-7 突然発症＋頸部痛があれば、椎骨動脈解離から！

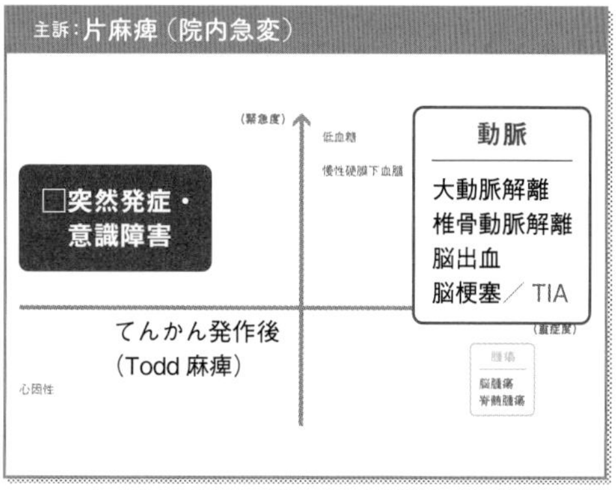

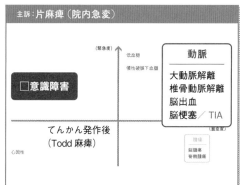

図9-8 突然発症の麻痺で意識障害があれば、動脈病変とてんかん発作から！

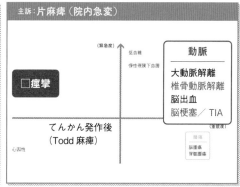

図9-9 片麻痺で意識障害発症なら動脈病変、日単位の意識障害増悪なら感染症

図9-10 痙攣後の麻痺なら大動脈解離や脳出血の可能性もある

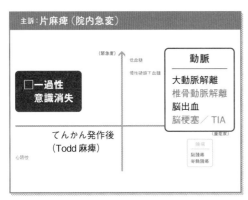

図9-11 一過性意識消失後の麻痺なら大動脈解離も考える

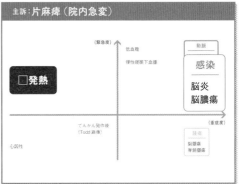

図9-12 片麻痺＋発熱なら感染症の可能性はあるが、突然発症の麻痺なら感染症は除外できる

　具体的には**脳出血**なら、降圧薬の点滴開始や手術になる可能性もあり、採血・末梢ライン確保の準備、CT室への移動の準備などをイメージできますか？

　病棟での使い方としては、主訴〈片麻痺〉で明らかに**秒単位の突然発症**なら、応援を呼び、バイタルサイン（特に血圧、脈拍）をとりながら迷わずドクターコールです。ドクターが到着後、**突然発症**か、**胸痛、背部痛、頸部痛**はあるかなどを聴き取り、その後、頭部CTを施行します。もし医師判断で〈頭痛〉が経過観察になったときも、引き続き**レッドフラッグ**🚩を観察項目とした評価を継続してほしいです。それぞれ施設ごとに観察項目が設けられているかもしれませんが、ない場合はこの二次元鑑別リストの**レッドフラッグ**🚩を活用いただければと思います。

ポイント 　**主訴〈片麻痺〉のレッドフラッグ** 🚩

☐突然発症　☐頭痛　☐頸部痛　☐しびれ　☐胸痛　☐背部痛　☐意識障害
☐痙攣　☐一過性意識消失　☐増悪　☐発熱

＊赤字は動脈解離を示唆

動画で見る院内急変版 主訴〈片麻痺〉
　　　　　　　　レッドフラッグ🚩**特訓スライド** ➡

10 「発熱」を認めたら
～「熱があるので、解熱薬お願いします」でいい?～

さいだー

今回は「発熱」について学びましょう。

発熱はよく出会いますね。患者さんから、熱があるので薬が欲しいと言われることも時々あります。

つぼみ

そうですね。体温はバイタルサインで毎日見るし、発熱は患者さんが自覚できる症状ですね。だからこそ「どうにかしないといけない」という意識が私たち看護師に働くと言えます。

さくら

特に入院して数日以内の発熱だと、院外からの感染症の持ち込みの可能性もあるし、緊張します。新型コロナウイルス感染症やインフルエンザなど、院内で広がることもあるので、発熱時は慎重に咳、咽頭痛、関節痛、倦怠感、呼吸困難などを聴き取って、発熱と一緒に医師に報告するようにしています。

まさに病棟での臨床推論ですね。感染症による発熱を考える場合は発熱 + α の症状を探します。入院中の患者さんの場合、肺炎、尿路感染症、カテーテル関連血流感染症、抗菌薬関連下痢症、手術部位感染などが頻度の高い感染症です。

確かに、この前、発熱の報告をしたら、「尿は濁ってない?」と当直の先生に質問されました。

発熱している患者を見つけたら、体温以外に意識レベルも含めてバイタルサインの確認が大事です。2人は「敗血症」って知っていますか?

先日、尿路感染で入院した患者さんの血圧が下がって、集中治療室に転棟したことがあって、敗血症だったと聞きました。

 敗血症は何らかの感染症に加え、臓器不全を起こしている病態で、とても危険な状態です。これを見逃さないためにも、発熱している患者さんを見たら、まずは状態が崩れていないかを確認する習慣を付けましょう。意識レベルが低下していたり、血圧がいつもより低値であれば、それは**レッドフラッグ**🚩です。

発熱って怖いですね。患者さんから報告を受けても、「解熱薬、あったかな」と考えてしまうことが多いです。

 そうですね。緊急性が低いこともあるけれど、致死性の高い状態ではないかのルールアウトが大前提です。この後、もっちー先生のレクチャーで救急脳をつくりましょう！

救急医の頭の中

　まず、指標として、発熱は37.8℃以上です。体温が高いとき、カルテの経過表に入力しながら最近の動きを見ると思います。予期せず夜勤帯で発熱を認めたとき、皆さんはすぐにドクターコールしますか？　すぐにコールしないとき、次に何をしますか？

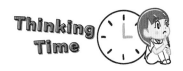

　もちろん急変時はバイタルサイン（意識、血圧、脈拍、呼吸数、SpO$_2$、体温）が基本です。発熱＝感染症ではありませんが、発熱があれば敗血症の指標（qSOFA）を確認できるようになりましょう。

qSOFA を覚えよう！

　qSOFA（quick SOFA：クイックソーファ）では、感染症（または感染症疑い）で 表10-1 の2項目以上が存在するときは、積極的に敗血症を疑い、臓器障害に関する検査、早期治療の開始、集中治療との連携を検討する必要があり

表10-1 qSOFA 基準

・意識変容
・呼吸数≧22回／分
・収縮期血圧≦100mmHg

ます。日頃からバイタルサインで意識や呼吸数も評価しましょう。

　qSOFA で 2 項目以上満たせば、ドクターコールで「qSOFA で 2 項目満たしました」と伝えましょう。平素から病棟で医師とどんなやりとりをすべきか、話し合っておくと、スムーズな連携が取れるはずです。

　なお、qSOFA で基準を満たさなくても、決して感染症が除外されるわけではないことに注意！ 発熱持続の間、バイタルサインの変化を経時的に見ていきましょう。

入院中の「発熱」のアプローチ

①肺炎、尿路感染症
② 7D　<u>Device</u>（ルート・ドレーン感染）
　　　　<u>Debris</u>（胆泥：胆嚢炎・胆管炎）
　　　　<u>CD</u>（CD 腸炎）
　　　　Decubitus（褥瘡）
　　　　<u>DVT</u>（深部静脈血栓症）
　　　　CPPD（偽痛風）
　　　　Drug（薬剤熱）
・ほかに脳血管障害、自己免疫疾患、悪性腫瘍

＊下線は感染性疾患
＊黒字は院内急変でまず想起すべき疾患

　入院中の発熱として 7D という覚え方がありますが[3)]、圧倒的に多いのは**肺炎**と**尿路感染症**なので、今回①②としてまとめました。

　医師は救急外来で発熱患者を見たら、頻度が低くても見逃してはいけない疾患として**髄膜炎、感染性心内膜炎**（infectious endocarditis；IE）、**化膿性脊椎炎**なども想定しながら病歴を確認していきますが、入院中の発熱であれば、救急外来同様に全部の疾患を考えるのではなく、まずはある程度絞って考えるというわけです（「入院中の「発熱」のアプローチ」）。

　悪性腫瘍の患者や、抗がん剤治療中、ステロイド内服中の患者は、易感染者なので、レッドフラッグ🚩を認めなくてもドクターコールで報告しましょう。通常は血液培養提出、抗菌薬開始となることが多いです。

患者背景に、誤嚥や嘔吐などのエピソードがあれば、**誤嚥性肺炎**の可能性が上がります。デバイス（末梢ラインやドレーンなど）があれば、刺入部の発赤、熱感、腫脹も評価します。**褥瘡**の有無については、オムツ交換や清拭で全身を見る看護師が一番、気づくことができると思います。

　発熱は、非感染症の疾患（**深部静脈血栓症、偽痛風、薬剤熱、悪性腫瘍**など）が原因で起こることもあります。発熱から考えると想起すべき疾患がとても多くなるため、通常は主訴〈発熱〉で考えることは望ましくないとされます。病棟でも、発熱を認めたら、いくつかの**レッドフラッグ**🚩の有無を患者に確認し、該当する**レッドフラッグ**🚩（例：**腹痛**）があれば、主訴〈腹痛〉として考えていく方が鑑別を絞りやすいです。この場合、ドクターコールは「3時間前からの腹痛と、夕方から38℃の発熱を認めます」になります。

　発熱があっても、例えば日中にSpO₂低下で精査して、肺炎疑いで抗菌薬投与を開始した患者の夜間の発熱であれば、**図10-1**の**レッドフラッグ**🚩を確認し、ほかに問題がなければ医師に相談のうえ経過観察でもよいのです。熱がただちに体に害をもたらすのではない（免疫系の働きの結果が発熱である）ことを知り、感染症の治療指標として熱の経過も大切であることを知れば、解熱薬を使わないことも怖くないと思います。何もしなくても翌日解熱することもあり、このようなときに解熱薬を使用すると、翌日の解熱が治療効果があったためか、解熱薬の効果なのか評価できなくなります。もちろん、発熱のせいでぐ

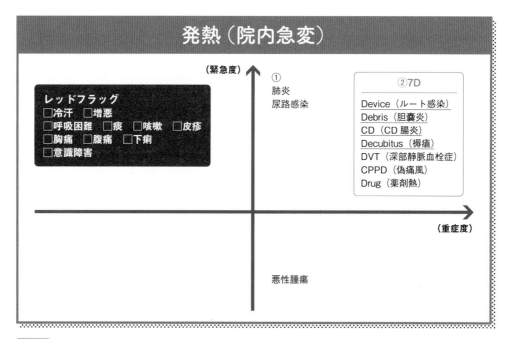

図10-1 「発熱」二次元鑑別リスト（院内急変）

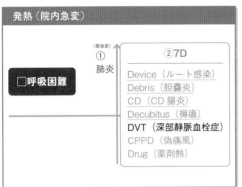

図10-2 呼吸困難があれば DVT ＋ PE も考える

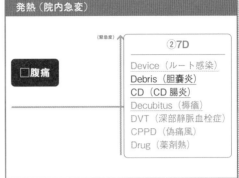

図10-3 腹痛なら部位も大切

ったりして食事摂取ができないなどの患者では、解熱薬投与を考えます。ケースバイケースです。

院内急変版レッドフラッグ

「発熱」の**レッドフラッグ**🏴で、各疾患をイメージしてください。左上に示した**レッドフラッグ**🏴と右上の疾患がどのように対応するのか、馴染みがあると思いますので、ここでは2つだけ示しました（**図10-2**、**図10-3**）。

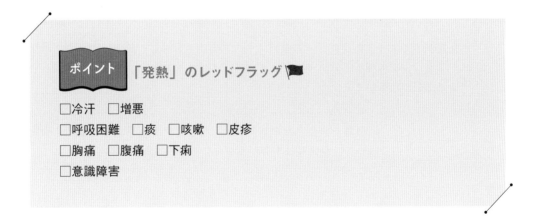

ポイント　「発熱」のレッドフラッグ🏴

□冷汗　□増悪
□呼吸困難　□痰　□咳嗽　□皮疹
□胸痛　□腹痛　□下痢
□意識障害

11 「血圧低下」を認めたら
～血圧が低いとき、下肢挙上で満足しない！～

ここが目標
- ○「血圧低下」の基準を言える。
- ○「血圧低下時」のレッドフラッグを評価できる。

 さいだー

今回は「血圧低下」について臨床推論してみましょう。血圧低下があると下肢挙上するというのは看護師としてはかなり一般的に行われている対応ですが、上げっぱなしが多いです。この対応は時間稼ぎなので、下肢挙上への反応があった場合・ない場合の鑑別、心不全のような下肢挙上が増悪を招く病態など理解を深めてもらいたいです。

「血圧低下」自体が**レッドフラッグ**なんじゃないでしょうか？ この前、血圧が下がった患者さんがいたときは、「○○さんが血圧低下です！ 救急カートを準備してください」ってすごくバタついていて。

つぼみ

そうですね、急な血圧低下は急変と言えますし、それ自体が「右上」の疾患の**レッドフラッグ**である可能性はありますね。

血圧低下のような急変時は、救急カートの準備はもちろん、酸素投与やモニタリングの開始など、やることがたくさんで、なかなかアセスメントが追いつかないです。

 さくら

いろんな指示が飛び交うと、どうしても後手後手になって、優先順位がわからなくなるので急変は苦手です。

確かに看護師には、急変対応としてさまざまな準備が求められるので、体と同時に頭もフル回転させなければいけないですね。ただ「血圧低下」に限らず、さまざまな引き出しが充実してくると、鑑別診断に対する検査や対処法がわかるようになるので、準備の先読みができるようになります。そうすると落ち着いて対応できるようになりますし、アセスメントする時間もつくれるようになります。

> そのためには救急脳を育てないといけませんね。

〈胸痛〉や〈一過性意識消失〉を見ない日は多いですが、血圧は毎勤務、見るものです。「発熱」や「血圧上昇」などバイタルサイン関連の引き出しを増やしておけば、役立つ機会は多いはずです。「血圧低下」は、すでに待てない状況である可能性もあり、要注意です。ではこの後、もっちー先生と二次元鑑別リストを使って鑑別疾患と**レッドフラッグ** 🏴 を可視化していきましょう。

11
「血圧低下」を認めたら

さいだーのワンポイント講座

①検温の回数については、一般的に医師から指示が出ます。これは、最低限これぐらいの回数で患者状態を確認してほしい、という意図です。院内急変の振り返り症例で、【発熱を見かけても血圧までは測定されておらず、前日からqSOFAを満たしているのかわからない】というケースが時にあります。バイタルサインに1つでも変化があれば、ほかのバイタルサインも測定するようにしましょう。

②血圧は個人差が大きいのですが、「90mmHgあるから大丈夫」、ということもあります（もとは高血圧症があり、160mmHgぐらいなのに！）。その数値がその人にとって正常か、下がった血圧に対し脈拍はどうか、と考えてみましょう。

低血圧の定義と所見のとり方

　低血圧が治療対象となるのは、血圧の低下により各臓器へ送られる血液量が減少し、自覚症状（失神、立ちくらみ、めまいなど）や臓器の機能障害が発現したときです。低血圧の定義は以下です。ただし、収縮期血圧が100mmHgでも、平素の血圧との差が大きければ、何かが起こっている、そして今後悪化するかもしれないという視点を持つことが大切です。

低血圧の定義（WHOの基準）
・収縮期血圧 100mmHg以下
・拡張期血圧 60mmHg以下

ほかに、低血圧のときに必要な評価の仕方を紹介します。

qSOFA 再び

qSOFA（quick SOFA：クイックソーファ）は敗血症を
感知する指標の一つです（詳細は p.102）。収縮期血圧が
100mmHg 以下のとき、1つを満たします。日頃からバイ
タルサインで意識や呼吸数も評価しましょう。

表11-1 qSOFA 基準
・意識変容 ・呼吸数 ≧ 22 回／分 ・収縮期血圧 ≦ 100mmHg

ショックの評価を覚えよう！

血圧が低いとき、急変時はまずショックの除外が必要です。ショックとは、端的に言う
と、細胞レベルで酸素供給が足りなくなることです。その原因としては A（気道）、B（呼
吸）、C（循環）、D（意識）のいずれか、または複数が関与している可能性があり、救命
のためにはただちに介入が必要になります。また、出血持続などで血圧が低下する場合、
いきなり血圧が下がるのではなく、まずは代償性に頻脈となります。

● SI（ショック・インデックス）

SI＝心拍数／収縮期血圧です。SI が1を超えるとき、ショックと宣言します。

分子と分母がわからなくなる人は、「心拍数が増えて、収縮期血圧が下がると、SI は大
きくなる！」と唱えましょう。なお、SI が1を超えなくても、変化して徐々に1に近づ
いているとき、何か起こっている可能性があります。持続モニターの装着を考え、変化が
あれば医師に報告してください。

ショックの評価については、表11-2 、図11-1 を覚えましょう。

院内急変の場合は、時間単位で発症する疾患に絞り込んで考えます。「ショックをきた
す疾患の分類」に示した疾患のうち、慢性で進行する疾患や、入院中に合併する可能性が
低い疾患は灰色表記としました。

表11-2 SHOCK

S	Skin	皮膚湿潤
H	HR	頻脈、徐脈
O	Outer bleeding	外出血
O	Orientation	意識障害
C	CRT*	毛細血管再充満時間
K	Ketsuatsu	血圧低下

* capillary refilling time（毛細血管再充満時間）：
爪床を5秒間圧迫して解除し、2秒以内に赤みが
回復すれば正常。延長なら末梢循環障害ありと判
断する（**図11-1**）。

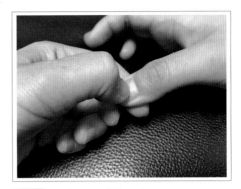

図11-1 capillary refilling time

11

「血圧低下」を認めたら

ショックをきたす疾患の分類 [4]

○**循環血液量減少性ショック（hypovolemic shock）**
出血、脱水、腹膜炎、熱傷　など

○**血液分布異常性ショック（distributive shock）**
アナフィラキシー、脊髄損傷、敗血症　など

○**心原性ショック（cardiogenic shock）**
心筋梗塞、弁膜症、重症不整脈、心筋症、心筋炎　など

○**心外閉塞・拘束性ショック（obstructive shock）**
肺塞栓症、心タンポナーデ、緊張性気胸　など

　　　*黒字は院内急変でまず想起すべき疾患
　　　*灰色表記は、慢性で進行する疾患や入院中に合併する可能性が低い疾患

救急医の頭の中

　「血圧低下」で二次元鑑別リストを考えてみました。**図11-2** は医師版なので、眺める程
度で結構です。**冷汗、突然発症、増悪、安静時持続、発熱、胸痛、意識障害**などの黄色表
記の**レッドフラッグ**🚩は**ショック**を示唆するため、急変時、迅速に評価すべき観察項目
です。バイタルサインを測定しながら評価して、1つでも該当したらドクターコールで伝
えましょう！

　次に院内急変版の二次元鑑別リストを示します（**図11-3**）。院内急変版の二次元鑑別リ

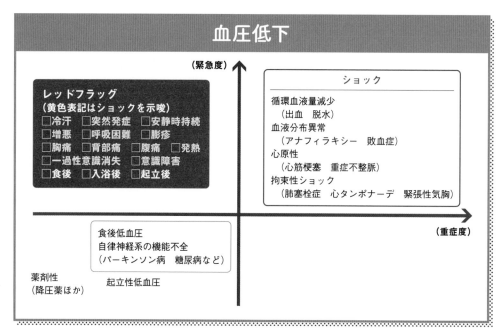

図11-2 「血圧低下」二次元鑑別リスト

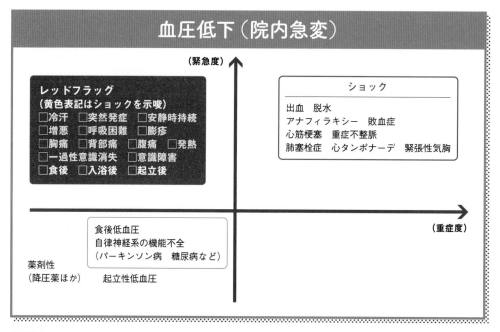

図11-3 「血圧低下」二次元鑑別リスト（院内急変）

表11-3 低血圧の分類

本態性（一次性）低血圧 ＊低血圧の最多要因	特別な原因疾患を伴わない慢性的な低血圧状態。朝、起きられないなど
症候性（二次性）低血圧	出血、脱水症、心疾患ほか
起立性低血圧 （特発性、二次性。起立性 低血圧の約80%が二次性）	急な体位変化（座位、立位）後に、立ちくらみなどの症状を起こすときに考える。体位変化後の収縮期血圧が20mmHg以上または拡張期血圧が10〜15mmHg以上低くなる場合
二次性起立性低血圧症 （原因疾患が明らかなもの）	原因疾患としては、糖尿病が最多で、ほかに内分泌疾患、心疾患などもある。また、薬剤性（降圧薬、利尿薬、パーキンソン病治療薬など）もある。
食後の低血圧	食後、消化器への血流が増えて起こる。寝たきり高齢者に多い。食後の失神、眠気、だるさ、嘔気などがあれば疑う。 対応策：食後に急に座位にすることを避けて、体位変換はゆっくりと行う。繰り返すとき、1回あたりの食事摂取量を減らして回数を増やすなどの対応は医師の指示をあおぐ。

ストでは、できるだけシンプルにリスト化しました。ここで大事なのは緊急時に迅速に評価できる**レッドフラッグ**🚩を使えるようにすることです。最後になりますが、低血圧の分類を 表11-3 に示します。

では、続いて**レッドフラッグ**🚩**特訓スライド**を見ていきましょう。

院内急変版レッドフラッグ特訓スライド

冷汗があれば、ただちにスタッフを集め、バイタルサインを測り、ドクターコールしましょう。**冷汗**は最強の**レッドフラッグ**🚩です。**ショック**の場合や、ショックへ移行する可能性があります。

「血圧低下」の**レッドフラッグ**🚩で、図11-3 の二次元鑑別リストから、どのように疾患が絞り込めるかを可視化しました（図11-4 〜 図11-13）。非典型例はこれに限りませんが、まずは典型を理解して、各疾患のイメージをつくっていきましょう。左上に示した**レッドフラッグ**🚩と、右上の疾患がどのように対応するかまずは眺めてください。また、疾患を想起したときに、準備する物品、検査がイメージできることを目指しましょう。まずは眺めてください。

「血圧低下」は、高齢者において食後や入浴後などによく認めます。これは食後には腸管に血流が多くなるため、また入浴後は末梢血管が開くためです。通常であれば自律神経で調整されますが、これが不十分だと血圧低下となります。病棟では下肢挙上で改善を待つこともありますが、どんなときでも右上の疾患が隠れていないか、評価が必要です。石橋を叩いて渡る。救命のためには常に最悪を考えて評価していくことが大切です。評価に、バイタルサインと**レッドフラッグ**🚩を活用してください。

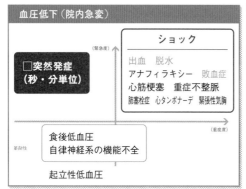

図11-4 突然発症なら直前のイベントを確認する

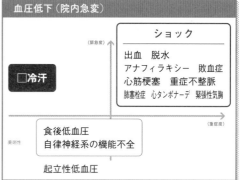

図11-5 接触時、冷汗があれば急ぎ評価する

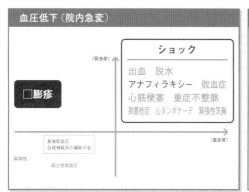

図11-6 膨疹があればアナフィラキシーと考える

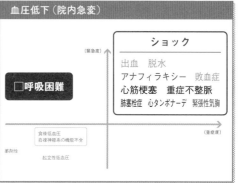

図11-7 安静時持続なら右上から評価する

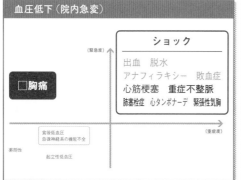

図11-8 胸痛があれば人を呼び、心電図評価も行う

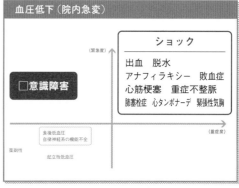

図11-9 意識障害があれば、右上から考える

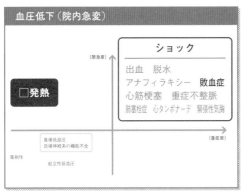

図11-10 発熱があればドクターコール

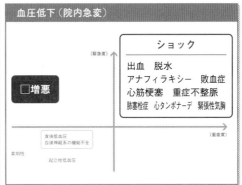

図11-11 増悪ならドクターコール。増悪スピードも大切

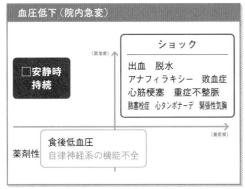

図11-12 安静時持続ならドクターコール

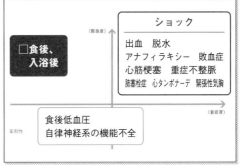

図11-13 食後入浴後でもショックから除外する！

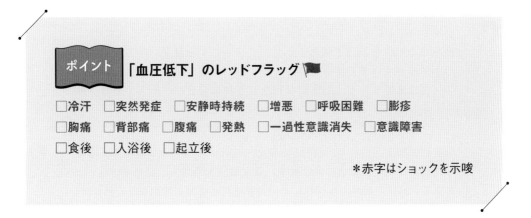

ポイント　「血圧低下」のレッドフラッグ 🚩

□冷汗　□突然発症　□安静時持続　□増悪　□呼吸困難　□膨疹
□胸痛　□背部痛　□腹痛　□発熱　□一過性意識消失　□意識障害
□食後　□入浴後　□起立後

＊赤字はショックを示唆

動画で見る院内急変版「血圧低下」
　　　　　レッドフラッグ🚩特訓スライド ➡

11　「血圧低下」を認めたら

12 「血圧上昇」を認めたら
～白衣高血圧でいい?～

ここが目標
- ○「血圧上昇」の定義を言える。
- ○「血圧上昇時」のレッドフラッグを評価できる。

さいだー
> 今回は「血圧上昇」について学んでいきましょう。

> もともと高血圧症の診断がついている患者さんもいますよね。今回はどんなシチュエーションでの血圧上昇を考えたらいいですか?

さくら

> そうですね。慢性的な高血圧も血管を傷める要因になりますが、今回はより緊急性を要する可能性が高い「急な」血圧上昇について考えてみましょう。

> 180mmHg とか出ると測定間違いかな、と思っちゃいます。「高くないといいな」と願いながら、何度か再検したり、腕を左右変えてみると、140mmHg ぐらいだったり。

つぼみ

> 器械での測定なので、確かに測定間違いも鑑別に挙がるかもしれません。患者さんの橈骨動脈を触れてみて、どれくらいの脈圧があるか、自分の手で感じてみる習慣も付けてください。血圧の左右差は大動脈解離の可能性もあるので、測定間違いかどうかは慎重に判断する必要がありますね。

> 検温にまわっていると、収縮期血圧が 180mmHg を超えるような患者さんに出会う場面はたまにあります。急な血圧上昇なら「脳卒中かも」と考えて、頭痛、麻痺、しびれなどの自覚症状の有無を聞いたり、既往歴、降圧薬の服用状況などを確認し、主治医と共有するようにしています。特に症状がなければ、屯用薬が処方されている場合は、必要に応じて使用しています。

先ほどお話ししたとおり、血圧が高いことはリスクですので、さくらさんのように十分に情報収集して降圧を図るのはお手本になる対応ですね。この後は、「血圧上昇」が見られる患者さんの対応について、どのような**レッドフラッグ**🚩を見逃してはいけないかを、もっちー先生から学びましょう。

急性高血圧の定義

　血圧が高いときはまずカルテを見て、平素の血圧とどれくらい隔たりがあるのかを確認します。予期しない血圧上昇のとき、まずは体動直後でないかなど聞きながら再測定しますね。再測定の間も全身を観察しながら（冷汗や意識障害などの有無を評価）、何か症状がないか軽く聞きながら（会話していると高いままのこともありますが…）行っていると思います。また平素と比べて血圧上昇を認めるときは、上肢は左右両側で記録してください。左右差があるとき（収縮期血圧で20mmHg以上の差があるとき）、医師にその旨も伝えてください。血圧に左右差があるとき、**大動脈解離**も考慮が必要です。ちなみにここから先は医師の思考過程ですが、この場合、造影CTをいきなりとるわけではなく、**突然発症（秒単位）**か、胸痛や背部痛があるかを確認します。**胸痛、背部痛**があればそれぞれの主訴の二次元鑑別リストを参考にして鑑別を行っていきます。なので、情報として**レッドフラッグ**🚩**突然発症、胸痛、背部痛**はとても大切なものとなります。

> Ⅲ度高血圧（家庭血圧）の定義 [5]
> ・収縮期血圧 160mmHg 以上
> ・拡張期血圧 110mmHg 以上
>
> 　　　　　　　　　　　＊Ⅲ度高血圧：リスクがなくても要精査
>
> 脈圧増大
> ・脈圧＝収縮期圧−拡張期圧
> 　脈圧が収縮期圧÷2より大きいとき、大脈圧といい、カテコラミン放出（生命の危機にあること）を示唆する。

　まず大事なのは、血圧上昇が**脳梗塞・脳出血**など緊急性の高い疾患が原因でないか考え

ることです。器質的な原因がない場合、高血圧が治療対象となるのは、血圧の上昇により自覚症状（頭痛、嘔気など）や臓器の機能障害が発現したときです。ただし、認知症や意識障害があるときは自覚症状を訴えることができないので、経過観察も重要です。

「血圧上昇」の解剖学的アプローチ

脳：脳梗塞・脳出血、くも膜下出血、頭部外傷後
心臓：心筋梗塞、大動脈解離
　　　　　腹部大動脈瘤切迫破裂
腎臓：腎血管性
その他：鼻出血、めまい、尿閉、褐色細胞腫
心因性：緊張、興奮

　　　　　　　　＊黒字は院内急変でまず想起すべき疾患
　　　　　　　　＊灰色表記は＋α（医師向け）

　「血圧上昇の解剖学的アプローチ」では、バイタルサインで血圧上昇を認めたときの鑑別疾患をまとめました。教科書にはあまり書いていないのですが、**鼻出血**、**めまい**、**尿閉**や、どこかの部位の疼痛があるときも血圧上昇を認めることがあります。これ以外にも血圧上昇をきたしうる疾患はありますが、急変でまず考えるのはこの程度です。なお、例えば血圧上昇があって、頭痛があるなら、主訴〈頭痛〉として、その後考えていきます。

血圧上昇のとき、これだけは見逃さない！

クッシング徴候（血圧上昇＋徐脈）

　頭蓋内圧亢進のサイン。脳出血や脳浮腫などで頭蓋内圧が上がると、組織に血流を送るために収縮期血圧が上がり、徐脈となる。

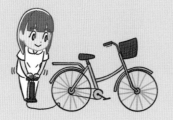

　　　　覚え方：自転車のタイヤに空気を入れていき、内圧が高まると（血圧上昇）ゆっくりしか空気入れを押せなくなる（徐脈）。この図でイメージできますね！

救急医の頭の中

　「血圧上昇」で二次元鑑別リストを考えました。**図12-1**は医師版なので、眺める程度で結構です。**レッドフラッグ**🚩が1つでもあれば右上の疾患を示唆しますので、ギアチェンジが必要です。バイタルサインを測定しながら評価して、1つでも該当したらドクターコールで伝えましょう！

　次に院内急変版の二次元鑑別リストを示します（**図12-2**）。院内急変版の二次元鑑別リストでは、できるだけシンプルにリスト化しました。ここで大事なのは緊急時に迅速に評価できる**レッドフラッグ**🚩を使えるようにすることです。では、続いて**レッドフラッグ**🚩**特訓スライド**を見ていきましょう。

院内急変版レッドフラッグ特訓スライド

　「血圧上昇」の**レッドフラッグ**🚩で、**図12-2**の院内急変版二次元鑑別リストから、どのように疾患が絞り込めるかを可視化しました（**図12-3**〜**図12-10**）。非典型例はこれに限りませんが、まずは典型を理解して、各疾患のイメージをつくっていきましょう。左上に示した**レッドフラッグ**🚩と、右上の疾患がどのように対応するかまずは眺めてください。

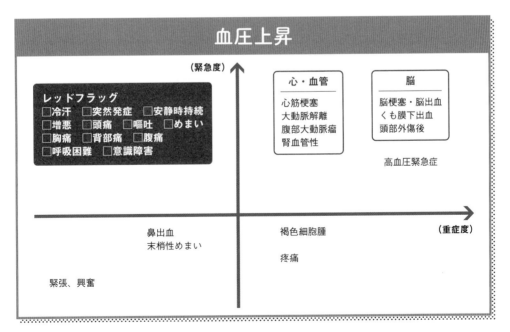

図12-1「血圧上昇」二次元鑑別リスト

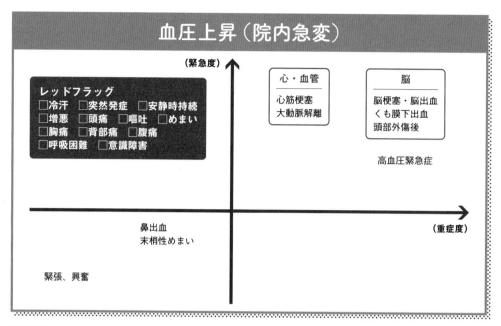

図12-2「血圧上昇」二次元鑑別リスト（院内急変）

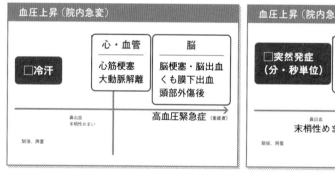

図12-3 接触時、冷汗があれば急ぎ評価する

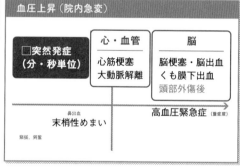

図12-4 突然発症なら直前のイベントを確認する。排便怒責後でも脳出血かも！

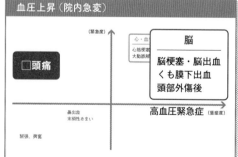

図12-5 頭痛があれば脳を精査

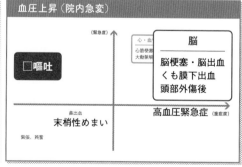

図12-6 嘔吐があればドクターコール！

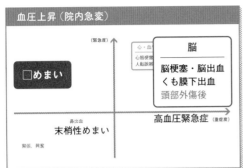

図12-7 めまいが安静でも持続なら脳精査！

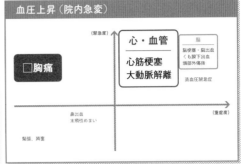

図12-8 胸痛があれば心電図！

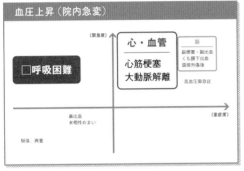

図12-9 呼吸困難があれば心電図！

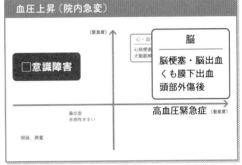

図12-10 意識障害があれば人を集めて脳精査！

また、疾患を想起したときに、準備する物品、検査がイメージできることを目指しましょう。まずは眺めてください。

　高齢者では、歩行後や排便後などに一過性に血圧上昇を認めることはよくあります。ただそんなときも、血圧が下がるまで張り付いているわけではありませんね。再検査まで皆さんは何分くらいあけていますか？　その時々だとは思いますが、いったんそばを離れる前に**レッドフラッグ**🚩がないことを確認しましょう。また、「今言ったような症状が出てきたら、我慢しないですぐに教えてくださいね」と患者に伝えることで患者教育に使えます。**レッドフラッグ**🚩は転ばぬ先の杖にもなります。

ポイント 「血圧上昇」のレッドフラッグ

☐冷汗　☐突然発症　☐安静時持続

☐増悪　☐頭痛　☐嘔吐　☐めまい

☐胸痛　☐背部痛　☐腹痛

☐呼吸困難　☐意識障害

動画で見る院内急変版「血圧上昇」

レッドフラッグ📖特訓スライド ➡

13 「尿量低下」を認めたら
～尿が少ないようです～

ここが目標
- 適切な尿量を説明できる。
- 「尿量低下」に気づき、レッドフラッグを知る。

 もっちー

> まず、尿量の定義を示します。以下は成人の尿量の指標です。

尿量の定義

乏尿：400mL/ 日以下 [6]、0.5mL/kg/ 時

無尿：100mL/ 日以下

尿量減少が継続すると、体内老廃物の排泄が低下して水分・電解質のバランスが崩れ、腎不全に移行します。

体重 50kg なら、1 時間あたり 25mL なので 8 時間（一勤務あたり）で 200mL の尿量が最低ラインです。24 時間では 600mL が最低ラインです。

 さいだー

> 今回は「尿量低下」について考えてみましょう。

> 術後や心不全の患者さんでは、尿量低下時の指示が入ることも多いので、尿量は気にしています。でも夜勤などでは何十人も受け持つので、指示がなければこちらから介入などできないのが現状です。

 つぼみ

> ほかにも絶食や発熱など尿量に関係するような症状・状態は多いですし、in/out バランスを考えないといけないから、アセスメントが難しいですよね。

 さくら

> そうですね。循環動態のような腎前性の要因だけでなく、慢性腎不全のような腎性、尿路系に異常をきたしているような腎後性と要因はさまざまです。アセスメントの甲斐がありますよね！

121

（甲斐があるとは言ってない…）

尿量のカウントをしていない患者さんの場合、1日の回数でチェックするので、量には目が届かないことがあるかもしれません。

尿が「出にくい」や「残尿感がある」という訴えは耳にしますが、「尿量が少ない」と訴えてくれる患者さんは数少ないでしょう。重症な患者さんや、膀胱留置カテーテルを使用している場合は気にするかもしれませんが、「急変」の場合はカウントされていないケースも多いです。尿回数を気にし、尿量が少ないことに気づくことで、初めて「尿量低下」にたどり着きます。尿量低下を疑ったときには、指示以外の情報を自ら取りにいけるようにトレーニングしましょう。この後はもっちー先生の解説です。

尿量もバイタルサイン!?

　忙しい病棟では、指示がなければ尿量まで把握できないということでした。もっともだと思います。でも、尿量もバイタルサイン*の一つであると、集中治療のコースでは習います。いつも当たり前に気にしている他のバイタルサイン同様、生命徴候の一つなのです。

　わかりやすくたとえると、赤ちゃんの育児中は「あれ、今日はまだオムツが濡れていないな」とか、オムツ交換時にはオムツの重さ、尿の匂いや色も、なんとなく気にしますよね？　では、尿量はなぜ大事なのでしょうか？　それは代謝結果の一つだからです。尿量が極端に低下してからでは回復が難しくなるため、早期に見つけて介入したいところです。一般病棟では、医師の指示がない＝急変の可能性は少ないということで、神経質になる必要はありませんが、明らかな尿量低下時は拾い上げてほしいです。特に、高齢者や意識障害がある患者、膀胱留置カテーテル挿入中の患者では「尿があまり出ていないかも」「尿の色が濃いかも（濃縮尿を疑う）」などがあれば評価につなげましょう。

症例

　ある病院で当直中の1時頃に「尿量が少ないんです」とコールがあった。経過表を見ると、前日朝から経口摂取が極端に低下していたのに点滴を行っていない状態。

皆さんが担当だったらどうしますか？　この事例での問題点について少し考えてみてください。

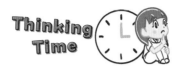

なぜこんな時間のコールなのかを聞いてみると、尿量測定の指示がない場合は1日1検で、その締め時間が0時ということでした。赤ちゃんにたとえると、朝からミルクが極端に飲めなければ、日中になんとか改善策を考えますよね。これと同じです。1日1検なら、せめて主治医にコンサルトできる日中の時間に尿量をチェックするなど、簡単な改善策を考えることができるのではないかと提案しました。皆さんの病棟ではどうしていますか？

以下に尿量低下の分類と観察項目について簡単にまとめました。

> **尿量低下の分類と観察項目**
> ○**腎前性**：腎血流を下げる病態
> 心不全
> 脱水（嘔吐、下痢、出血）
> 敗血症
> ○**腎性**：腎炎、血管炎、ほか
> ○**腎後性**：両側尿管閉塞
> **機械的閉塞**：前立腺肥大、両側尿管結石
> **機能的閉塞**：薬物（抗コリン薬）
> 　　　　　　　神経因性膀胱
>
> **観察項目**：尿量、下腹部膨隆、血尿、膀胱留置カテーテル内の混濁

 バイタルサイン：体温、血圧、脈拍、呼吸数、SpO_2、意識レベル、尿量

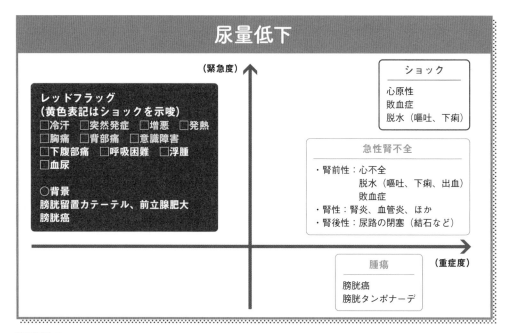

図13-1 「尿量低下」二次元鑑別リスト
「成人の内因性疾患の救急搬送で何を考えるか」という設定で教育用に考えた鑑別リスト

救急医の頭の中

　「尿量低下」で二次元鑑別リストを考えてみました。**図13-1**は医師版なので、眺める程度で結構です。**冷汗、突然発症、増悪、発熱、胸痛、背部痛、意識障害**などの黄色表記の**レッドフラッグ**🚩はショックを示唆するため、急変時に迅速に評価すべき観察項目です。1つでも該当したら、バイタルサインとともにドクターコールで伝えましょう！また、**レッドフラッグ**🚩**下腹部痛**は、**尿閉**による膀胱拡大時の所見なので、下腹部膨隆や圧痛などとともに評価してください。**尿閉**をきたしやすい患者背景である膀胱留置カテーテル挿入や前立腺肥大は、経験することが多いと思います。

　次に院内急変版の二次元鑑別リストを示します（**図13-2**）。院内急変の場合は、時間単位で発症する疾患に絞り込んで考えます。**図13-1**で示した疾患のうち、慢性で進行する疾患や、入院中に合併する可能性が低い疾患は灰色表記としました。

　大事なのは緊急時に迅速に評価できる**レッドフラッグ**🚩を使えるようにすることです。では、続いて**レッドフラッグ**🚩**特訓スライド**を見ていきましょう。

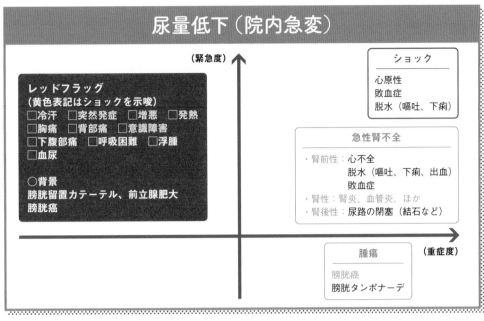

図13-2「尿量低下」二次元鑑別リスト（院内急変版）

院内急変版レッドフラッグ特訓スライド

　冷汗があれば、ただちにスタッフを集め、ドクターコールしましょう。**冷汗**は最強の**レッドフラッグ**🚩です。**ショック**をきたしたり、ショックへ移行する可能性があります。

　主訴〈尿量低下〉の**レッドフラッグ**🚩で、**図13-2**の院内急変版の二次元鑑別リストから、どのように疾患が絞り込めるかを可視化しました（**図13-3**〜**図13-10**）。非典型例はこれに限りませんが、まずは典型を理解して、各疾患のイメージをつくっていきましょう。左上に示した**レッドフラッグ**🚩と、右上の疾患がどのように対応するかまずは眺めてください。また、疾患を想起したときに、準備する物品、検査がイメージできることを目指しましょう。まずは眺めてください。

　膀胱タンポナーデ：膀胱癌などで、膀胱内で多量の出血をきたした際に凝血塊ができて、それによる尿道閉塞が起こった病態（頭の片隅に、血尿を見る意識を持ってもらえれば十分です）。

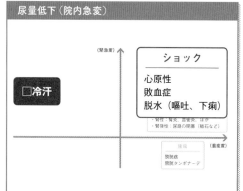

図13-3 接触時、冷汗がないか見る

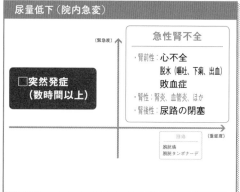

図13-4 半日程度で尿量低下なら in/out チェック

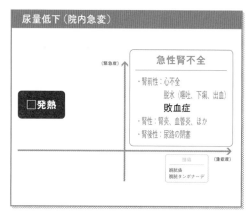

図13-5 発熱があれば、敗血症の可能性あり

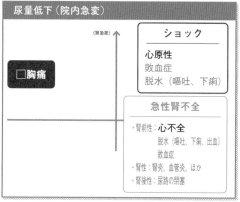

図13-6 胸痛があれば応援を呼び、心電図をとる

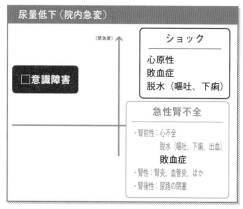

図13-7 意識障害があれば、ドクターコール

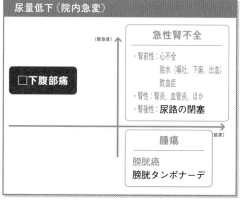

図13-8 下腹部痛があれば、尿閉を考える

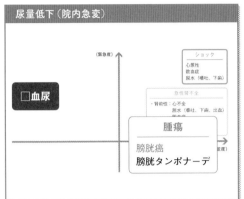

図13-9 凝血塊混じりなら、尿閉を考える

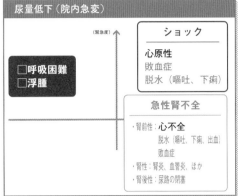

図13-10 心不全徴候があれば、ドクターコール

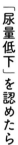

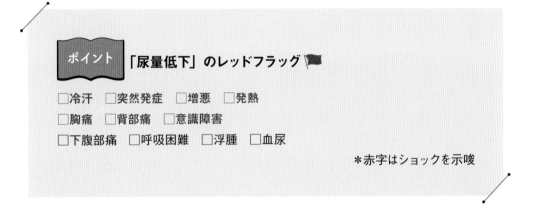

ポイント　「尿量低下」のレッドフラッグ🚩

□冷汗　□突然発症　□増悪　□発熱

□胸痛　□背部痛　□意識障害

□下腹部痛　□呼吸困難　□浮腫　□血尿

＊赤字はショックを示唆

動画で見る院内急変版「尿量低下」
　　　　　　レッドフラッグ🚩特訓スライド ➡

13

「尿量低下」を認めたら

第2章 引用・参考文献

1) 望月礼子. エマージェンシー臨床推論. 東京, 日経 BP 社, 2019.
2) 望月礼子. 救急脳のつくり方：救急隊版 エマージェンシー臨床推論. 東京, 東京法令出版, 2022.
3) 聖路加国際病院内科チーフレジデント. 聖路加国際病院内科チーフレジデント. 東京, 医学書院, 2018, 9.
4) 日本救急医学会. 医学用語 解説集：ショック. https://www.jaam.jp/dictionary/dictionary/word/0823.html
5) 日本高血圧学会高血圧治療ガイドライン作成委員会編. 高血圧治療ガイドライン 2019. 東京, ライフサイエンス出版, 2019, 18.
6) Klahr S, et al. Acute oliguria.N Engl J Med. 1998;338 (10):671-5.

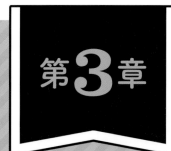

第**3**章

院内急変版
エマージェンシー
臨床推論
ケーススタディ

3章では院内急変症例を提示します。

これまでに特訓してきたレッドフラッグを意識して、どのように急変対応するか考えてみましょう。

音声（ナースコール、ドクターコール）も作成しましたので、SBARのトレーニングも意識して聞いてください。なおドクターコールは、担当医コールではなく、院内急変コールを意味しています。

教育素材として使うときには、指導者が適宜情報を提示し、Q & Aを使って進行してください。

なお、いずれの症例も特定の病院での事例ではなく、教育用の症例として作成しました。

●ドクターコール・ナースコール音声協力
　鹿児島大学病院 看護部 ICU
　副看護師長・特定看護師 市川善実／看護師 岩川奈央

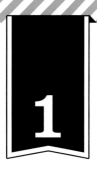

1 70歳男性、抗がん剤点滴中にSpO$_2$が低下した

症例

70歳男性の田中さん。耳鼻科病棟に入院中。抗がん剤点滴中にSpO$_2$が98％から90％に低下した（室内気）。気切チューブにて管理中のため、患者は会話できない。

Q1 異常の感知ポイントは何か？

Q2 レッドフラッグは何か？

Q3 まず何をするか？

2分後、病棟医師が訪室し、バッグバルブマスクによる用手換気を指示（酸素投与10L/分）。抗がん剤点滴中止の指示あり。血圧98/70mmHg、脈拍95/分、呼吸数24回/分、SpO$_2$ 90％、体温36.8℃。患者は苦悶様表情。救急医コールの指示あり。

A1 SpO$_2$の急な低下

A2 突然発症、SpO$_2$低下

A3 まず、抗がん剤点滴を止める。
ドクターコール、バイタルサイン測定、痰詰まりはないか？
救急カート用意

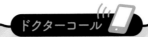

「耳鼻科病棟です。急変です。70 歳男性の田中さんが、<u>抗がん剤点</u>
<u>滴中に SpO$_2$ が 90％に低下</u>しました。<u>気切チューブから現在、酸素</u>
<u>（投与）開始していますが</u>、苦しそうにしています。<u>すぐ来てください</u>」

1

主訴〈呼吸困難〉

I	Identify	報告者	耳鼻科病棟
S	Situation	状況	抗がん剤点滴中の SpO$_2$ 低下
B	Background	背景	70 歳男性、気切中
A	Assessment	評価	急変、増悪あり
R	Recommendation	依頼	すぐ来てください

　5 分後、救急医到着。開眼、血圧 80/60mmHg、脈拍 125/ 分、SpO$_2$ 76％、
呼吸数は測定できず。喘ぎ呼吸で胸郭挙上を認めない。患者には冷汗、頻呼吸が
認められ、苦悶様表情。バッグバルブマスクによる用手換気（酸素投与 10L/ 分）
中だが、呼吸音は無音！ 聴診時、両上肢、体幹部に発赤・膨疹著明。

アナフィラキシーショックを宣言

7 分後　　アドレナリン 0.3mg を右大腿外側前面より筋注。抗がん剤のボトル
　　　　　を外し、細胞外液全開投与。

9 分後　　バッグバルブマスク用手換気（酸素投与 10L/ 分）を継続し、SpO$_2$
　　　　　92％へ上昇。呼吸音は両側の wheezes が著明となる。

12 分後　　アドレナリン 0.3mg を対側の左大腿外側前面より筋注。血圧
　　　　　90/60mmHg、脈拍 130/ 分、呼吸数 24 回 / 分、SpO$_2$ 94％。

その後、呼吸状態が落ち着き、経過観察目的に ICU 入室となった。

本症例で認めた**レッドフラッグ** を ☑ で示す。

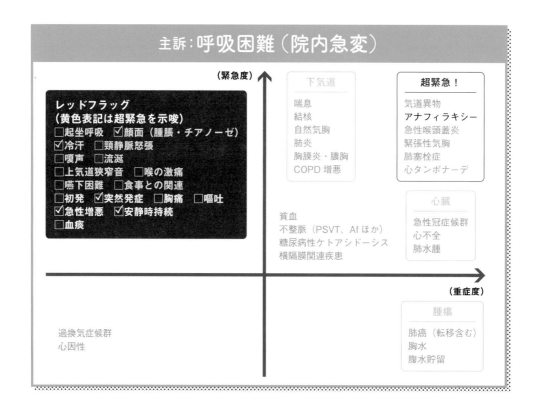

主訴：呼吸困難（院内急変）

（緊急度）

レッドフラッグ
（黄色表記は超緊急を示唆）
☐起坐呼吸　☑顔面（腫脹・チアノーゼ）
☑冷汗　☐頸静脈怒張
☐嗄声　☐流涎
☐上気道狭窄音　☐喉の激痛
☐嚥下困難　☐食事との関連
☐初発　☑突然発症　☐胸痛　☐嘔吐
☑急性増悪　☑安静時持続
☐血痰

下気道
喘息
結核
自然気胸
肺炎
胸膜炎・膿胸
COPD 増悪

超緊急！
気道異物
アナフィラキシー
急性喉頭蓋炎
緊張性気胸
肺塞栓症
心タンポナーデ

貧血
不整脈（PSVT、Af ほか）
糖尿病性ケトアシドーシス
横隔膜関連疾患

心臓
急性冠症候群
心不全
肺水腫

（重症度）

腫瘍
肺癌（転移含む）
胸水
腹水貯留

過換気症候群
心因性

最終診断：アナフィラキシーショック

　急変時、呼吸音で wheezes が聞かれなかったため、病棟医師はアナフィラキシーの判断ができず、アドレナリン筋注の指示がなかった。診断に迷っても、状況からアナフィラキシーなので、ただちにアドレナリン筋注が必要な症例である。なお、皮疹が出現しないアナフィラキシーもあることに注意する。

アナフィラキシーの治療

アドレナリン 0.3〜0.5mg 筋注：救急カートに、アドレナリンのシリンジは何本ありますか？ 分注用の 1mL シリンジも入れておくと便利です。

Silent chest（呼吸音無音）

　最重症の気管支閉塞のとき、呼吸音が聴取できなくなります。Wheezes がないとき、無音であれば超緊急です（本当に「えっ!?」というほど、何も聞こえなくなります）。

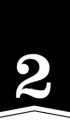

2 80歳女性、排便後に息苦しさを訴えた

主訴〈呼吸困難〉

症例

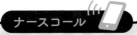

新人スタッフからのナースコール
「山田さん（80歳女性、肺炎で入院中）が、ポータブルトイレで排便後、息苦しさを訴えています。意識はあります。来てもらえますか?」

後輩からの連絡を受けたあなたは何をしますか?

Q1 異常の感知ポイントは何か?

Q2 レッドフラッグは何か?

Q3 まず何をするか?

Q4 確認すべきレッドフラッグは?

　山田さんをベッドサイドへ連れて行き、ゆっくりベッドに移動させ、バイタルサインを測定。血圧90/60mmHg、脈拍60/分、呼吸数28回/分、SpO$_2$ 90%、体温36.8℃。顔面に冷汗あり。

　冷汗を認めたため、心疾患も心配でドクターコールした。

A1 体動後の呼吸困難、頻呼吸、SpO₂ 低下
A2 突然発症、冷汗
A3 ドクターコール、バイタルサイン測定
A4 胸痛、背部痛、増悪、安静時持続

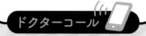

「急変です。3 東病棟です。肺炎で入院中の山田さん、80 歳女性が、ポータブルトイレで排便後に息苦しさを訴えています。意識はありますが、頻呼吸と SpO₂ 90％に低下、冷汗もあります。すぐ来てください」

I	Identify	報告者	3 東病棟
S	Situation	状況	排便後、呼吸困難、冷汗
B	Background	背景	80 歳女性、肺炎
A	Assessment	評価	急変、呼吸数 28 回／分、SpO₂ 90％
R	Recommendation	依頼	すぐ来てください

当直医到着時、呼吸は安定。SpO₂ 95％（急変前と同じ）。胸痛、背部痛、安静時持続がないことを確認した。12 誘導心電図で変化がないことを確認し、経過観察となった。

最終診断：排便後の迷走神経反射疑い

本症例は特に問題なく経過した。体動時はゆっくり動くよう注意する方針となった。また、胸痛や呼吸困難が起こったら、我慢せず知らせてもらうよう伝えた。冷汗だけでも、右上の疾患の可能性があるため、ドクターコールをためらわなくてよい例である。

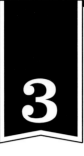

3 68歳男性、座位で息苦しさを訴えた

主訴〈呼吸困難〉

症例

ナースコール

新人スタッフからのナースコール
「佐藤さん（68歳男性、貧血精査で入院中）が、食事配膳時に<u>ハア</u><u>ハア</u>しています！」

後輩からの連絡を受けたあなたは何をしますか？

Q1 異常の感知ポイントは何か？
Q2 レッドフラッグは何か？
Q3 まず何をするか？
Q4 確認すべきレッドフラッグは？

　ベッドサイドへ行くと、頻呼吸、努力様呼吸が見られた。バイタルサインは血圧130/80mmHg、脈拍122/分、呼吸数32回/分、SpO_2 69%、体温36.8℃。チアノーゼと末梢冷感があり、ドクターコールした。

A1 体動後の呼吸困難、頻呼吸、SpO_2 低下
A2 突然発症、呼吸困難
A3 ドクターコール、バイタルサイン測定
A4 胸痛、背部痛、増悪、安静時持続、冷汗

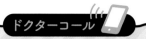 ドクターコール

「急変です。3東病棟です。佐藤さん、68歳男性の呼吸状態が悪く、SpO$_2$ 69%です。チアノーゼと努力様呼吸を認めます。すぐ来てください」

I	Identify	報告者	3東病棟
S	Situation	状況	呼吸困難、チアノーゼ
B	Background	背景	68歳男性、貧血で入院中
A	Assessment	評価	急変、努力様呼吸、SpO$_2$ 69%
R	Recommendation	依頼	すぐ来てください

当直医は口頭で酸素投与を指示。医師接触時、努力様呼吸を認め、SpO$_2$ 93％（酸素マスク、10L/分）。

胸痛、背部痛、頸部痛、腹痛、安静時持続がないことを確認した。トイレ歩行後に突然呼吸困難が出現し、徐々に増悪したとのこと。12誘導心電図、採血検査、3号液の点滴指示あり。

最終診断：うっ血性心不全

12誘導心電図で特記認めず、心エコーで下大静脈20mm、胸部X線、CTで左胸水貯留を認め、上記診断に至った。利尿薬点滴などでバイタルサインは安定化した。

もっちーのワンポイント講座

患者に突然発症のチアノーゼや頻呼吸、著明なSpO$_2$低下が1つでもあれば、明らかに急変です。詳細な情報を集めるよりも先に、超緊急時はまずドクターコールしましょう！

4 90歳男性、咽頭痛としゃっくりで息が止まりそうと訴える

主訴〈呼吸困難〉

症例

90歳男性の田中さん。3階病棟に睡眠時無呼吸症候群の検査入院中。夕食後にしゃっくりが出て、息が止まりそうという訴えあり。

Q1 異常の感知ポイントは何か？

Q2 レッドフラッグは何か？

Q3 まず何をするか？

Q4 確認すべきレッドフラッグは？

看護師の訪室時、田中さんは落ち着いており、会話は可能。チアノーゼや冷汗なし。血圧130/100mmHg、脈拍93/分で不整、呼吸数20回/分、SpO$_2$ 98％、体温36.8℃。ほかに症状はないか聞くと、「喉の奥がすごく痛くて、そのあとみぞおちまで落ちてくる感じがした。今は何ともない」とのこと。これまでに同様の症状は経験なかった。心窩部痛があったので、念のためドクターコールすることにした。

A1 息が止まりそうという本人の訴え

A2 突然発症、咽頭痛、心窩部痛

A3 バイタルサイン測定、ドクターコール、

A4 冷汗、安静時持続、呼吸困難、胸痛、背部痛

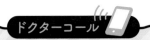 ドクターコール

「3階病棟です。相談です。田中さん、90歳男性ですが、夕食後に
しゃっくりが出て、その際に喉の痛みと心窩部痛があったそうです。
バイタルサインは安定していますが、診察お願いできますか?」

I	Identify	報告者	3階病棟
S	Situation	状況	呼吸困難、しゃっくり、心窩部痛
B	Background	背景	90歳男性、既往歴多数あり
A	Assessment	評価	急変、呼吸数32回／分、SpO$_2$ 98%
R	Recommendation	依頼	診察お願いします

　医師が到着した。レッドフラッグはいずれも認めないが、経過から突然発症、
頸部から移動した心窩部痛、呼吸困難感ありと判断。急性冠症候群(ACS)、大
動脈解離精査の方針とした。

最終診断：急性冠症候群(ACS)

　12誘導心電図、心エコー、採血、胸部CT(単純)を施行し、診断に至った。
CT後にしゃっくりが出現した。4回程度の持続だったが、その際にモニター上で
一過性に脈拍50/分程度となった。夜間は経過観察とした。翌朝、心臓CT検
査を施行したところ冠動脈硬化と狭窄を認めたため、しゃっくりと胸部症状は虚
血性心疾患によるものと判断した。

Take-home
messages

突然発症する頸部・心窩部の疼痛は、程度や持続の有無にかかわらず、心筋虚血の可能性
があるため、ドクターコールしてモニターを装着する。しゃっくりなど非典型例での訴え
もあるため、安易に判断しないこと!

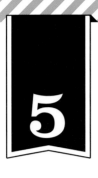

76 歳男性、食後 2 時間持続する心窩部痛と嘔吐

症例

76 歳男性の村田さん。3 階病棟に熱中症で入院中。夕食後に座位でテレビを見ていたら、なんとなく心窩部痛が始まった。2 時間ほどした後、嘔気があり、トイレで 1 回嘔吐。ナースコールした。

Q1 異常の感知ポイントは何か？
Q2 レッドフラッグは何か？
Q3 まず何をするか？
Q4 確認すべきレッドフラッグは？

看護師訪室時、村田さんは落ち着いており、会話可能。冷汗や苦悶様表情はなし。血圧 118/80mmHg、脈拍 100/ 分、呼吸数 18 回 / 分、SpO$_2$ 98%、体温 36.8℃。軽度の心窩部痛が 2 時間ほど持続しているとのこと。心窩部痛と嘔吐があり、ドクターコールした。

A1 心窩部痛と嘔吐、本人の訴え
A2 突然発症、心窩部痛、嘔吐
A3 バイタルサイン測定、ドクターコール、
A4 冷汗、安静時持続、増悪、胸痛

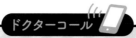 ドクターコール

「3階病棟です。熱中症で入院中の田中さん、76歳男性に、2時間前から軽度の心窩部痛があったんですが、今、嘔吐もありました。バイタルサインは血圧118/80mmHg、脈拍100/分、呼吸数18回／分、SpO_2 98%です。診察お願いします」

I	Identify	報告者	3階病棟
S	Situation	状況	心窩部痛、嘔吐
B	Background	背景	76歳男性、熱中症で入院中
A	Assessment	評価	急変、ACSを疑う
R	Recommendation	依頼	診察お願いします

　医師は12誘導心電図を指示。診察時、嘔気は消失しているが、心窩部痛は持続。程度は痛みのスケールで7/10。心窩部痛は秒単位の突然発症ではなく、テレビを座位で見ているときに、なんとなく発症したとのこと。頸部痛、背部痛、呼吸困難はなし。心窩部痛に膨満感ありとのことで、急性冠症候群（ACS）除外目的で精査の方針とした。

最終診断：腹部膨満

　12誘導心電図、心エコー、採血、胸部CT（単純）を施行した結果、ACSを示唆する所見は認めず、上記診断に至った。CTで胃内に食物残渣が充満し、胃が膨隆している状態だった。夕食前に、差し入れのお菓子をたくさん食べたとのこと。CT後、症状は完全に消失し、経過観察の方針とした。その後、症状の再発はなく経過した。

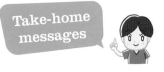

Take-home
messages

1. 秒単位の突然発症でなくても、胸部、心窩部の疼痛、嘔吐は ACS を示唆するレッドフラッグであるため、バイタルサインに異常がなくても、ドクター診察が必要である。12 誘導心電図の検査は必要である。

2. 痛みの程度の聴き取り方の例
   痛みのスケール（0 から 10）で聴き取る。
   「痛くないが 0。激痛で耐えられないというのを 10 とします（両手を広げて 10 を見せる）。自分で感じたままでいいので教えてください」
   「今の痛みと数字を覚えていてくださいね。このあと痛みがどんどん強くなったり、急に痛みの場所や性状が変わったら、我慢しないですぐに教えてください」

3. なお、高齢者の場合、糖尿病の既往がある場合は無痛性の心筋梗塞や大動脈解離があるため、疼痛がなくても患者の胸部症状があるときは、ドクターコールの閾値を下げること。

4. 「逆流性食道炎既往があっても、今回の胸痛は心筋梗塞かもしれない」。「いつもと同じ」と患者が話しても、突然発症（特に秒単位）であれば精査が必要である。

5

主訴〈胸痛〉

6 36歳女性、22時ちょうどに始まった頭痛

症例

36歳の南さん、4階南病棟に妊娠悪阻で入院中。妊娠9週。頭痛が続くので23時にナースコールした。

Q1 異常の感知ポイントは何か？
Q2 レッドフラッグは何か？
Q3 まず何をするか？
Q4 確認すべきレッドフラッグは？

看護師の訪室時、南さんは落ち着いており、意識清明。血圧100/66mmHg、脈拍78/分、呼吸数16回/分、SpO₂ 98%、体温36.8℃。テレビを見ていたところ、ちょうど22時に突然頭痛がした。その後、少し治まったが、徐々に増悪した。これまで同様の症状はなかった。

現在、痛みの程度は痛みのスケールで8/10、ズキズキするような痛みで、部位は右のこめかみ。頭部の打撲歴はない。

A1 頭痛が1時間持続。本人の訴え
A2 突然発症、増悪、安静時持続
A3 バイタルサイン測定、ドクターコール
A4 安静時持続、増悪、嘔吐

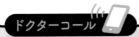

「4 階南病棟です。36 歳、妊娠 9 週の妊婦、南さんの 1 時間持続する頭痛です。バイタルサインは血圧 100/66mmHg、脈拍 78/ 分、呼吸数 16 回／分、SpO$_2$ 98%、体温 36.8℃です。つらそうにしているので、診察お願いします」

I	Identify	報告者	4 階南病棟
S	Situation	状況	突然発症の持続する頭痛
B	Background	背景	妊娠 9 週の妊婦
A	Assessment	評価	急変、つらそう
R	Recommendation	依頼	診察お願いします

6

主訴〈頭痛〉

　当直医到着。医師はレッドフラッグとして、突然発症、増悪、安静時持続を認めた。脳神経症状、四肢の麻痺、既往歴などは何もなく、眼球結膜の充血（急性緑内障の症状）、鼻汁・鼻閉（急性副鼻腔炎）など、頭痛をきたす疾患を示唆する所見も認めなかった。

　急性くも膜下出血の可能性は考慮したが、妊婦であること、血圧上昇もないこと、南さんが被曝のリスクから頭部 CT を嫌がったため、頭部 CT を施行せず、鎮痛薬内服で経過観察とした。

最終診断：急性くも膜下出血（脳動脈瘤破裂）

　翌朝、朝食摂取。トイレ歩行もいつもどおりできていた。昼食前に、呼びかけに開眼しない状態（JCS100）で発見された。発見時、右片麻痺あり。頭部 CT（右シルビウス裂に直径 40mm 程度の血腫あり）、血管造影 CT で上記診断に至った。転院搬送して脳外科で緊急手術、血腫除去を行ったが、右片麻痺と高次脳機能障害が残った。

1. **ユニバーサルレッドフラッグは重い！**

   この症例では突然発症（症例は秒単位）、安静時持続、増悪、の３つがそろっていた。１つだけでも右上の疾患を除外しなければならないことについて、認識をすることが大切。常に最悪を考えることが、患者を守ることになる。

2. 若くても、もともと脳動脈瘤があれば急性くも膜下出血をきたすことはある。頭痛は頻度の高い主訴であるが、突然発症や嘔気・嘔吐症状があるとき、見逃してはいけない疾患（脳出血、くも膜下出血）を考慮して頭部 CT が必要である。

3. **患者教育にレッドフラッグを使う方法**

   「今のところ、危険な症状はありませんでした。でもこのあと、どんどん頭痛が強くなったり、いつまでも頭痛や吐き気が続いたり、手足が動かしにくいなど別の症状があれば、我慢しないで教えてくださいね」

4. 症状が消失しない場合は、可能な限りモニターを装着し、経時変化の観察を密に行う必要がある。

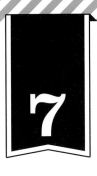

7 88歳男性、転倒して腰を打った

主訴〈腰痛〉

症例

88歳男性の山田さん。脳梗塞急性期（右上肢不全麻痺）で5階東病棟に入院中。認知症あり。廊下で転倒し、軽度腰痛を訴える。

> **Q1** 異常の感知ポイントは何か？
> **Q2** レッドフラッグは何か？
> **Q3** まず何をするか？
> **Q4** 確認すべきレッドフラッグは？

看護師接触時、患者は落ち着いており、会話可能。血圧130/68mmHg、脈拍78/分、呼吸数16回/分、SpO$_2$ 97%、体温36.8℃。右の腰部以外、痛みの部位なし。疼痛は強くなく、介助で歩行可能であった。

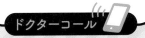

「5階東病棟です。報告です。88歳、認知症もある男性が、廊下で転倒しました。腰を打ったみたいですが、歩行可能です。歩いているときに腰以外の痛みはなさそうです。経過観察でいいでしょうか？」

このドクターコールでは、医師の診察閾値が下がる可能性があります。カルテチェックをしなければ、この患者が脳梗塞急性期で抗血小板薬内服中であるとわからないでしょう。

A1	転倒
A2	腰痛、認知症患者、抗血小板薬内服中
A3	バイタルサイン測定、痛みの部位確認
A4	一過性意識消失、頭痛、胸痛、新たな麻痺

ドクターコール

「5階東病棟です。88歳男性、脳梗塞で入院中の認知症もある山田さんが、廊下で転倒しました。腰を打ったみたいですが、歩行可能です。歩いているときに腰以外の痛みはなさそうです。頭部打撲の心配もあるので、念のため診察をお願いします」

I	Identify	報告者	5階東病棟
S	Situation	状況	転倒
B	Background	背景	脳梗塞急性期
A	Assessment	評価	頭部打撲のリスクあり
R	Recommendation	依頼	診察お願いします

　医師到着。医師は患者カルテを確認後、病棟へ向かった。全身診察で頭部および全身に明らかな外傷を認めず。次に転倒の原因について聴取を行った。

「転びましたか？」　——うん
「どう転んだか覚えていますか？」　——うん
「手をついた？」　——うーん
「右手からついた？」　——どっちだったかなあ？
「転ぶときに、あっ、危ないって思いましたか？」　——いや、覚えてないね。
「気づいたら、転んでいたの？」　——そう。痛くて気がついた。

➡一過性意識消失による転倒

頭部打撲の可能性もあり、また一過性意識消失の原因精査として、頭部 CT 施行となる。

最終診断：一過性意識消失による転倒、右腰部打撲

　頭部 CT を施行したところ、頭蓋内に出血や新規病変を認めず、経過観察となった。12 誘導心電図や、同日午前中の血液検査でも一過性意識消失をきたしうる所見を認めず、経過観察とした。繰り返す一過性意識消失の場合は、ホルター心電図を行うことがある。

Take-home messages

1. 院内転倒、ベッドからの転落は、どの施設でも苦労が多いことでしょう。高齢者は発症状況をうまく説明できないことがよくあるため、「頭部を打っていない」と患者が言っても、また頭部に打撲痕や皮下血腫がなくても、患者背景（抗血小板薬内服や凝固障害など）に応じてドクターコールが望ましい。転倒後の経過観察マニュアルが施設にあれば、それに従う。

2. どんな外傷でも、意識消失が起こっていなかったかを聴き取ることが大切。救急部では、すべての外傷患者に意識消失の有無を確認することを鉄則として指導している。

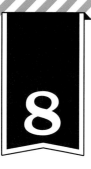

8 36歳男性、3時間前からの頭痛と血圧上昇

主訴〈頭痛〉

症例

　36歳男性の田中さん。大動脈解離（スタンフォードB型、保存的経過観察）で4階病棟に入院中。脊髄梗塞で対麻痺と膀胱直腸障害あり。22時頃より頭痛の訴えあり。血圧180/100mmHg、脈拍90/分、SpO₂ 98%、体温36.5℃。鎮痛薬内服で経過観察していた。

　1時、嘔吐があり田中さんからナースコール。頭痛はずっと続いており、程度は増悪したとのこと。会話可能だが、つらそうに閉眼している。血圧200/130mmHg、脈拍90/分、呼吸数16回/分、SpO₂ 98%、体温36.7℃。

Q1 異常の感知ポイントは何か？
Q2 レッドフラッグは何か？
Q3 まず何をするか？
Q4 確認すべきレッドフラッグは？

A1 3時間前からの頭痛で、嘔吐出現
A2 頭痛、嘔吐、血圧上昇
A3 頭痛・嘔吐ならドクターコール
A4 頸部痛、胸痛、背部痛、麻痺・しびれ

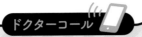

「4階病棟です。急変です。36歳男性で、大動脈解離で入院中の方です。夜10時頃から頭痛があり、収縮期血圧180mmHg台で高かったのですが、鎮痛薬で様子を見ていました。今、嘔吐があって、血圧200/130mmHgです。検査など指示をお願いします」

I	Identify	報告者	4階病棟
S	Situation	状況	3時間前からの頭痛、血圧上昇、嘔吐
B	Background	背景	大動脈解離
A	Assessment	評価	急変
R	Recommendation	依頼	検査の指示をお願いします

8

主訴〈頭痛〉

　医師は頭蓋内出血を考慮し、頭部CT施行の方針とした。大動脈解離既往もあるため、体幹部の造影CTも同時に施行の方針とした。CT台の上での全身診察時、脳神経の異常所見は認めなかった。

最終診断：尿閉による高血圧、頭痛、嘔吐

　CTの結果、頭蓋内に出血はなく、大動脈解離にも変化を認めなかったが、膀胱の著明な緊満を認めた。CT台の上で膀胱留置カテーテルを挿入したところ、混濁のない尿の流出を認め、次第に血圧が下がった。病棟で経過観察とし、30分程度で急変前のバイタルサインとなり、頭痛・嘔気も消失した。

1. レッドフラッグとして、嘔吐の3時間前に、突然発症（時間単位）、増悪、安静時持続、血圧上昇を認めており、3時間前の時点でドクターコールすべき症例であった。

2. 膀胱直腸障害があったため、尿閉による下腹部痛を訴えられない患者であった。想定外の原因ではあったが、どんなときでも主訴から見逃してはいけない疾患を除外することを最優先する対応は変わらない。対応した医師にとっても、全身診察が大切であることを認識した症例であった。また、尿が出ていないことを聞き出せていたら、もっと早い対応ができたであろうと考えた。

著者紹介

望月礼子（もちづき　れいこ）

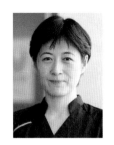

救急科専門医
鹿児島大学 救急・集中治療医学分野 非常勤講師
日本医療教育プログラム推進機構（JAMEP）理事

【救急コース関連資格】
エマージェンシー臨床推論コース 主催
（医学生、研修医、看護師、助産師、救急隊など、各職種向けに展開）
日本救急医学会 ICLS コース コースディレクター
J-MELS ベーシックコース（産科急変コース）コースディレクター

千葉大学大学院理学研究科修了（生物学修士）。製薬会社の研究職を経て、2002 年、大分大
学医学部へ学士編入。2007 年、自治医科大学附属病院入職。初期研修で臨床推論の奥深さ
に触れ、屋久島で働こうと救急医となる。2011 年からエマージェンシー臨床推論を開発。
2015 年、彩の国東大宮メディカルセンターでレッドフラッグを活用した研修医教育を開始。
2018 年より鹿児島大学救急・奄美プロジェクト特任講師として奄美群島で救急関連コースを
多数開催した。
2022 年よりフリーランス救急医。屋久島を中心に離島医療と、全国出張レクチャーで緊急度・
重症度の評価に重要な【レッドフラッグ】の普及活動を展開中。夢は市民にもレッドフラッグ
を広めること、南極で皇帝ペンギンと語り合うこと。

才田隆一（さいだ　りゅういち）

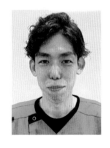

鹿児島大学病院 ICU 副看護師長
看護師特定行為研修修了看護師（外科術後病棟管理領域、感染に係る
薬剤投与関連）

独立行政法人国立病院機構鹿児島医療センター附属鹿児島看護学校卒
業後、鹿児島大学病院就職。小児科、ICU、救急部、感染制御部を経験し、
現在は再び ICU で勤務している。
2016 年、鹿児島大学病院に看護師特定行為研修センターが設立され、第 1 期生として研修
を修了する。その後も研修を受講し、現在は 13 区分を修了している。
救急部に所属していたときに特定行為研修で学んだ臨床推論に興味を持ち、学びを深めている
ときに望月先生に出会い、臨床推論の楽しさにどっぷりはまり、今に至る。

主訴から攻める初期対応
－院内急変版 エマージェンシー臨床推論

2023年10月1日発行　第1版第1刷

編　著　望月 礼子

著　者　才田 隆一

発行者　長谷川 翔

発行所　株式会社メディカ出版
　　　　〒532-8588
　　　　大阪市淀川区宮原3-4-30
　　　　ニッセイ新大阪ビル16F
　　　　https://www.medica.co.jp/

編集担当　木村有希子

装　幀　市川 竜

本文イラスト　渡邊真介

組　版　株式会社明昌堂

印刷・製本　株式会社シナノパブリッシングプレス

© Reiko MOCHIZUKI, 2023

ISBN978-4-8404-8204-2　　　　Printed and bound in Japan

当社出版物に関する各種お問い合わせ先（受付時間：平日9：00～17：00）
●編集内容については、編集局 06-6398-5048
●ご注文・不良品（乱丁・落丁）については、お客様センター 0120-276-115